Pflegekompetenz auf höchstem Niveau – Expertenstandards leicht verständlich

Vorstellung des Autors

Michael Arend ist examinierter Gesundheits- und Krankenpfleger mit über zehn Jahren Berufserfahrung, wobei ein Großteil seiner Tätigkeit in der Intensivpflege stattfand. Durch seine langjährige praktische Arbeit in der Pflege hat er umfassende Kenntnisse in der Umsetzung von Expertenstandards gewonnen und stets die Herausforderungen und besonderen Ansprüche des Pflegealltags hautnah erlebt.

Neben seiner Grundausbildung hat sich Michael Arend intensiv weitergebildet und Qualifikationen als **Pflegedienstleitung** und **Einrichtungsleitung** erworben. In diesen Weiterbildungen sammelte er wertvolle Erfahrungen in der Leitung und Organisation von Pflegeeinrichtungen, was ihm einen ganzheitlichen Blick auf die pflegerische Versorgung und das Qualitätsmanagement verschafft hat. Diese Perspektive macht ihn zu einem verlässlichen Experten, der die Bedeutung und Anwendung von Expertenstandards sowohl auf strategischer als auch auf praktischer Ebene kennt und umsetzen kann.

Sein Anliegen ist es, Pflegekräfte durch eine verständliche und praxisnahe Aufbereitung der Expertenstandards zu unterstützen und ihnen Hilfestellungen für den Pflegealltag zu bieten. Er möchte dazu beitragen, dass Pflegekräfte auf aktuelle, wissenschaftlich fundierte Standards zurückgreifen können, um die Qualität und Sicherheit in der Pflege zu gewährleisten und zu steigern.

Michael Arend richtet diesen Ratgeber an Pflegekräfte aller Qualifikationsstufen – vom Auszubildenden bis zur Leitungskraft –, die nach klaren, umsetzbaren und verständlichen Anleitungen suchen. Er hofft, dass dieses Buch ein hilfreicher Begleiter im Pflegealltag wird und Pflegekräfte dazu inspiriert, Expertenstandards als Grundlage für eine wertvolle, sichere und wirkungsvolle Pflege zu nutzen.

Inhaltsverzeichnis

Einleitung

Kapitel 1: Grundlagen der Expertenstandard

Kapitel 2: Sturzprophylaxe

Kapitel 3: Dekubitusprophylaxe

Kapitel 4: Schmerzmanagement in der Pflege

Kapitel 5: Förderung der Harnkontinenz

Kapitel 6: Ernährungsmanagement zur Sicherung und Förderung der oralen Ernährung

Kapitel 7: Förderung der Mobilität

Kapitel 8: Pflege von Menschen mit chronischen Wunden

Kapitel 9: Beziehungsgestaltung in der Pflege von Menschen mit Demenz

Kapitel 10: Umsetzung der Expertenstandards in der Pflegepraxis

Kapitel 11: Kontinuierliche Verbesserung und Zukunftsaussichten in der Pflege

Einleitung

Herzlich willkommen zu diesem Ratgeber zu den Expertenstandards in der Pflege!

Dieser Leitfaden richtet sich an Pflegekräfte und Pflegedienstleitungen, die nach praxisorientierten und leicht verständlichen Informationen zu den aktuellen Expertenstandards suchen. Die Pflege entwickelt sich ständig weiter, und mit ihr verändern sich auch die Ansprüche an die Qualität und die Methoden der Pflegepraxis. Die Expertenstandards stellen dabei unverzichtbare Werkzeuge dar, um die Pflege in allen Bereichen zu verbessern und die Patientenversorgung auf einem hohen Qualitätsniveau sicherzustellen.

Ich bin Michael Arend, examinierter Gesundheits- und Krankenpfleger, und verfüge über mehr als zehn Jahre Erfahrung, insbesondere im Bereich der Intensivpflege. In meiner Laufbahn habe ich die vielfältigen Herausforderungen und den hohen Anspruch der Pflege aus erster Hand erlebt – sowohl als Pflegekraft als auch in meiner Funktion als Pflegedienst- und Einrichtungsleitung. Der Fokus dieses Buches liegt darauf, Ihnen als Praktiker eine verlässliche, fundierte und zugleich alltagstaugliche Anleitung für die Anwendung der wichtigsten Expertenstandards zu geben.

Warum sind Expertenstandards so wichtig?

Expertenstandards bilden das wissenschaftliche und pflegepraktische Fundament für eine qualitativ hochwertige Pflege. Sie helfen Pflegekräften, ihre Arbeit strukturiert und evidenzbasiert auszuführen, was nicht nur die Sicherheit und Zufriedenheit der Pflegebedürftigen erhöht, sondern auch die Arbeit der Pflegekräfte erleichtert. Indem die Standards klare Richtlinien und Handlungsempfehlungen vorgeben, tragen sie dazu bei, die Pflege deutschlandweit auf ein gleichbleibend hohes Niveau zu heben.

Was erwartet Sie in diesem Ratgeber?

Dieser Ratgeber bietet Ihnen eine detaillierte Übersicht über die wichtigsten Pflegeexpertenstandards. Jedes Kapitel widmet sich einem spezifischen Standard und erklärt leicht verständlich die wesentlichen Inhalte, Ziele und Anwendungsbereiche. Dabei wird großer Wert auf praxisnahe Tipps und anschauliche Fallbeispiele gelegt, sodass die Umsetzung in Ihrem Pflegealltag möglichst reibungslos gelingt.

Die folgenden Themen werden unter anderem behandelt:

Sturzprophylaxe: Wie Sie Stürze frühzeitig verhindern können.

Dekubitusprophylaxe: Maßnahmen zur Vermeidung von Druckgeschwüren.

Schmerzmanagement: Wege zu einem individuellen und effektiven Schmerzmanagement.

Mobilitätsförderung und Ernährungsmanagement: Wichtige Ansätze zur Erhaltung und Förderung der Lebensqualität Ihrer Patienten.

Zielgruppe

Dieser Leitfaden richtet sich an Pflegekräfte aller Qualifikationsstufen, von der Gesundheits- und Krankenpflege über Altenpflege bis hin zu Spezialgebieten wie der Intensivpflege. Auch angehende Pflegekräfte sowie erfahrene Leitungskräfte werden von den praxisnahen Inhalten profitieren.

Ich hoffe, dass dieser Ratgeber Ihnen eine verlässliche Unterstützung sein wird und wünsche Ihnen viel Erfolg bei der Umsetzung der Expertenstandards in Ihrem Pflegealltag. Gemeinsam können wir die Pflegequalität stetig verbessern und die bestmögliche Versorgung für unsere Patienten und Bewohner sicherstellen.

Viel Freude beim Lesen und Umsetzen wünscht Ihnen

Michael Arend

Kapitel 1: Grundlagen der Expertenstandards

1.1 Definition und Bedeutung der Expertenstandards

Die Expertenstandards sind strukturierte und wissenschaftlich fundierte Leitlinien, die für die Sicherung der Qualität in der Pflege entwickelt wurden. Sie beruhen auf den neuesten pflegewissenschaftlichen Erkenntnissen und beinhalten klare Anweisungen, um Pflegehandlungen effektiv und patientensicher durchzuführen.

Warum Expertenstandards?

Expertenstandards gewährleisten eine einheitliche Qualität in der Pflege und schaffen eine Basis, auf die sich Pflegekräfte verlassen können. Durch die Anwendung dieser Standards wird die Versorgung nicht nur effektiver, sondern auch für alle Beteiligten – Pflegekräfte, Patienten und Angehörige – nachvollziehbar und verlässlich.

Beispielsweise definiert der **Expertenstandard Dekubitusprophylaxe** spezifische Maßnahmen, die verhindern sollen, dass Patienten ein Druckgeschwür entwickeln. Diese Maßnahmen betreffen sowohl die körperliche Positionierung als auch die Hautpflege und individuelle Risikobewertungen.

Vorteile für den Pflegealltag

Für Pflegekräfte bedeutet dies eine klare Orientierung. Die Standards geben Antwort auf Fragen wie: Wie oft muss ein Patient gelagert werden, um Dekubitus vorzubeugen? Welche Risikofaktoren gibt es, und wie können diese minimiert werden?

Praxis-Tipp:

Ein Leitfaden zur Definition und Bedeutung von Expertenstandards kann in jedem Pflegebereich sichtbar platziert werden, z. B. als Poster oder in einem

Schulungsordner, um die Wichtigkeit dieser Standards kontinuierlich zu betonen.

1.2 Entwicklung und Aktualisierung der Expertenstandards

Wer erstellt die Standards?
Die Entwicklung der Expertenstandards erfolgt durch eine Gruppe von Fachleuten aus Wissenschaft, Pflege und Praxis, oft im Rahmen des Deutschen Netzwerks für Qualitätsentwicklung in der Pflege (DNQP). Dabei wird jeder Standard umfassend getestet und evaluiert, bevor er offiziell veröffentlicht wird.

Regelmäßige Überarbeitung
Da sich die pflegewissenschaftlichen Erkenntnisse stetig weiterentwickeln, werden die Standards regelmäßig überprüft und gegebenenfalls aktualisiert. Dies bedeutet, dass sich Pflegekräfte auf aktuelle, wissenschaftlich fundierte Empfehlungen stützen können. Eine Pflegekraft sollte sich regelmäßig über die neueste Version eines

Standards informieren – sei es durch Fortbildungen, in Fachzeitschriften oder über digitale Plattformen, die den Zugang zu den Standards erleichtern.

Relevanz für die Pflegepraxis
Pflegekräfte müssen sich darauf verlassen können, dass die Richtlinien auf dem neuesten Stand sind. Die kontinuierliche Überarbeitung gewährleistet, dass jeder Standard praxisnah und evidenzbasiert ist. Diese erhöhen die Patientensicherheit und die Wirksamkeit der Pflegehandlungen.

Praxis-Tipp:
Einmal jährlich sollte jede Pflegeeinrichtung eine Überprüfung

der aktuellen Standards im Team besprechen, um sicherzustellen, dass alle Mitarbeiter mit den neuesten Änderungen vertraut sind. Eine Checkliste im Pausenraum oder eine elektronische Erinnerung können hier hilfreich sein.

1.3 Bedeutung in der Praxis

Expertenstandards bilden den Rahmen für eine qualitativ hochwertige Pflege und schaffen gleichzeitig Verlässlichkeit und Struktur im Arbeitsalltag der Pflegekräfte. Durch die Standards wissen Pflegekräfte, **wie** sie in bestimmten Situationen handeln sollten und **warum** diese Handlungen wichtig sind.

Evidenzbasierte Pflege

Expertenstandards basieren auf wissenschaftlicher Evidenz. Dies bedeutet, dass die Empfehlungen und Handlungsanweisungen auf bewährten Forschungsergebnissen und praktischen Erfahrungen aufbauen. Wenn eine Pflegekraft etwa das Risiko eines Dekubitus frühzeitig erkennt und präventiv handelt, schützt dies die Haut des Patienten und trägt zu einer schnelleren Genesung bei.

Konsequente Anwendung

Durch die konsequente Anwendung der Standards wird das Wissen der Pflegekräfte erweitert und gefestigt. In Situationen, die eine schnelle Entscheidung erfordern, bieten die Standards eine verlässliche Orientierung und schaffen Vertrauen – sowohl bei den Pflegekräften selbst als auch bei den Patienten und Angehörigen.

Praxis-Tipp:

Eine regelmäßige Reflexion über die eigene Arbeitsweise anhand der Expertenstandards kann helfen, Routinen zu hinterfragen und gegebenenfalls anzupassen. Dies fördert das

Bewusstsein für die Standards und deren Umsetzung im Pflegealltag.

1.4 Fallbeispiel und Praxistipps

Fallbeispiel
Eine Pflegekraft namens Anna ist unsicher, wie sie die Hautpflege bei einer bettlägerigen Patientin mit hohem Dekubitusrisiko optimal gestalten soll. Die Patientin liegt seit Tagen fast ausschließlich in derselben Position, da Anna sich nicht sicher ist, wie oft und in welcher Weise Lagerungswechsel durchgeführt werden sollten, um die Haut zu schützen.

Lösung
Anna greift auf den Expertenstandard zur Dekubitusprophylaxe zurück und erfährt, dass bei der Patientin regelmäßige Lagerungsintervalle von zwei Stunden erforderlich sind. Sie erstellt einen Pflegeplan, der neben gezielten Lagerungswechseln auch spezielle Hautschutzmaßnahmen beinhaltet, wie die Anwendung von feuchtigkeitsspendenden Produkten und die Kontrolle der Druckstellen.

Durch den Einsatz des Expertenstandards weiß Anna jetzt, wie oft sie die Position wechseln muss, und sie versteht, warum dies wichtig ist. In ihrem Pflegeplan dokumentiert sie die Maßnahmen, die sie ergreift, und überwacht regelmäßig die Haut der Patientin, um Veränderungen frühzeitig zu erkennen.

Praxistipps

1. **Regelmäßige Schulungen**: Teilnehmen an Fortbildungen und Schulungen zu den Expertenstandards, um immer auf dem neuesten Stand zu sein.

2. **Pflegepläne anpassen**: Den Pflegeplan regelmäßig überprüfen und an die spezifischen Bedürfnisse der Patienten anpassen.

3. **Dokumentation nicht vernachlässigen**: Alle Maßnahmen dokumentieren, um die Durchführung der Standards nachzuweisen und für das Team transparent zu machen.

Dieses Kapitel legt die Basis für das Verständnis der Bedeutung und Anwendung der Expertenstandards und zeigt, wie Pflegekräfte durch die konsequente Umsetzung im Pflegealltag unterstützt werden. Die Inhalte sollen Pflegekräfte dazu motivieren, die Standards in ihrer täglichen Arbeit bewusst und reflektiert anzuwenden.

Kapitel 2: Sturzprophylaxe

2.1 Risikofaktoren für Stürze erkennen

Stürze gehören zu den häufigsten und schwerwiegendsten Problemen bei älteren und mobilitätseingeschränkten Patienten. Ein Sturz kann zu Knochenbrüchen, Kopfverletzungen und einer erheblichen Einschränkung der Lebensqualität führen. Daher ist es für Pflegekräfte entscheidend, die Risikofaktoren für Stürze frühzeitig zu erkennen und zu bewerten.

Häufige Risikofaktoren

1. **Eingeschränkte Mobilität**: Patienten, die Schwierigkeiten beim Gehen und Stehen haben, sind besonders gefährdet.

2. **Medikamenteneinnahme:** Manche Medikamente, wie Schlaf- und Beruhigungsmittel, erhöhen das Risiko von Gleichgewichtsstörungen.

3. **Seh- und Hörprobleme:** Eine beeinträchtigte Wahrnehmung erschwert die Orientierung und das Erkennen von Hindernissen.

4. **Umgebungsfaktoren:** Schlechte Beleuchtung, ungesicherte Teppiche und glatte Böden tragen erheblich zum Sturzrisiko bei.

Bewertung des Sturzrisikos Ein wichtiger Teil der Sturzprophylaxe ist die regelmäßige Risikobewertung. Mithilfe von Checklisten und Assessment-Tools, wie dem **Morse-Fall-Risikofragebogen** oder ähnlichen Bewertungsinstrumenten, können Pflegekräfte das Sturzrisiko objektiv einschätzen und dokumentieren.

Praxis-Tipp
Nutzen Sie festgelegte Checklisten für die Einschätzung des Sturzrisikos. Diese sollte bei jeder Neuaufnahme und regelmäßig im Verlauf der Pflege durchgeführt werden, um eventuelle Änderungen im Zustand des Patienten frühzeitig zu erkennen.

2.2 Vorbeugende Maßnahmen zur Sturzprophylaxe

Nachdem das Sturzrisiko erkannt und bewertet wurde, ist es wichtig, geeignete Maßnahmen zu ergreifen, um Stürze zu verhindern. Diese Maßnahmen können individuell an die Bedürfnisse und Fähigkeiten der Patienten angepasst werden.

Praktische Maßnahmen zur Sturzprophylaxe

1. **Anpassung der Umgebung**: Überprüfen Sie regelmäßig die Patientenzimmer und entfernen Sie Stolperfallen, wie lose Teppiche oder rutschige Matten. Stellen Sie sicher, dass alle wichtigen Gegenstände für den Patienten in greifbarer Nähe sind.
2. **Hilfsmittel nutzen**: Ermutigen Sie die Patienten zur Nutzung von Gehhilfen (z. B. Rollatoren oder Gehstöcke), die ihnen zusätzlich Stabilität bieten.
3. **Geeignetes Schuhwerk**: Sorgen Sie dafür, dass die Patienten rutschfeste, gutsitzende Schuhe tragen.
4. **Beleuchtung verbessern**: Installieren Sie Nachtlichter und sorgen Sie für ausreichende Beleuchtung in Gängen und Badezimmern.
5. **Bewegungstraining**: Fördern Sie regelmäßige Bewegung, um die Muskulatur und das Gleichgewicht zu stärken. Kleine Übungen zur Mobilisation können in den Pflegealltag integriert werden und helfen, die Standfestigkeit zu verbessern.

Praxis-Tipp
Gehen Sie in regelmäßigen Abständen die Sturzpräventionsmaßnahmen mit dem Pflegepersonal durch, um sicherzustellen, dass diese in allen Bereichen der Einrichtung konsequent umgesetzt werden.

2.3 Dokumentation und Evaluation der Maßnahmen

Die Dokumentation der Sturzprophylaxe-Maßnahmen ist wichtig, um sicherzustellen, dass alle Pflegekräfte über den individuellen Risikostatus und die Maßnahmen des jeweiligen Patienten informiert sind. Die Evaluation der Maßnahmen hilft dabei, die Wirksamkeit der Sturzprophylaxe zu überwachen und gegebenenfalls anzupassen.

Effektive Dokumentation

- **Regelmäßige Einträge:** Notieren Sie die angewendeten Maßnahmen und bewerten Sie den aktuellen Risikostatus regelmäßig.

- **Kommunikation im Team:** Führen Sie regelmäßige Besprechungen durch, in denen aktuelle Informationen zu gefährdeten Patienten ausgetauscht werden.

Evaluation und Anpassung sollte ein Patient trotz aller Vorsichtsmaßnahmen stürzen, ist eine detaillierte Analyse der Umstände notwendig. Fragen wie „Gab es Stolperfallen im Raum?" oder „War das Licht ausreichend?" können wertvolle Hinweise geben, um die Präventionsmaßnahmen zu verbessern.

Praxis-Tipp
Erstellen Sie ein einfaches Formular für Sturzberichte. So können Pflegekräfte schnell alle wichtigen Informationen notieren und das Formular als Basis für Anpassungen der Maßnahmen verwenden.

2.4 Fallbeispiel und Praxistipps

Fallbeispiel
Eine ältere Patientin, Frau Meier, wird in der Einrichtung aufgenommen. Sie ist stark sehbeeinträchtigt und benötigt Unterstützung beim Gehen. Bei der Aufnahme fällt auf, dass sie unsicher auf den Beinen ist und auf flache Schuhe mit glatter Sohle angewiesen ist. Frau Meier gibt an, dass sie nachts oft aufsteht, um die Toilette aufzusuchen, was das Sturzrisiko erhöht.

Lösung

Die Pflegekraft führt zunächst eine umfassende Sturzrisikobewertung durch. Basierend auf den Ergebnissen werden die folgenden Maßnahmen ergriffen:

1. **Bereitstellung von Gehhilfen**: Frau Meier erhält einen Rollator, der ihr mehr Stabilität beim Gehen bietet.

2. **Optimierung der Beleuchtung**: Nachtlichter werden in ihrem Zimmer und auf dem Weg zum Badezimmer angebracht.

3. **Empfehlung von rutschfestem Schuhwerk**: Die Pflegekraft spricht mit Frau Meier und ihren Angehörigen darüber, wie wichtig rutschfeste Schuhe sind, und hilft ihr bei der Auswahl eines geeigneten Modells.

4. **Regelmäßige Bewegungsübungen**: Die Pflegekraft führt täglich kleine Mobilisierungsübungen durch, um das Gleichgewicht und die Muskelkraft zu stärken.

Frau Meier wird darüber informiert, dass sie jederzeit die Klingel betätigen kann, wenn sie nachts aufstehen muss, sodass sie Unterstützung erhält. Die Pflegekraft überprüft alle Maßnahmen regelmäßig und dokumentiert die Fortschritte und Beobachtungen.

Praxistipps

1. **Offene Kommunikation**: Sprechen Sie mit den Patienten und ihren Angehörigen über das Sturzrisiko und die geplanten Maßnahmen. Das schafft Vertrauen und Akzeptanz.

2. **Sturzprotokoll nutzen**: Dokumentieren Sie jeden Sturzvorfall genau und nutzen Sie die Erkenntnisse für präventive Anpassungen.

3. **Teamschulungen zur Sturzprophylaxe**: Halten Sie das gesamte Team durch regelmäßige Schulungen auf dem Laufenden, damit alle Pflegekräfte über die neuesten Techniken und Präventionsmaßnahmen informiert sind.

4. **Bewegungsförderung aktiv gestalten**: Integrieren Sie einfache Übungen in die tägliche Pflege, um die Standfestigkeit der Patienten zu fördern und ihre Muskulatur zu stärken.

Zusammenfassung von Kapitel 2: Sturzprophylaxe

Die Sturzprophylaxe ist ein unverzichtbarer Bestandteil der Pflege, besonders für ältere und mobilitätseingeschränkte Menschen. Durch die systematische Erkennung von Risikofaktoren und die gezielte Anwendung präventiver Maßnahmen können Pflegekräfte dazu beitragen, das Sturzrisiko deutlich zu senken und die Sicherheit der Patienten zu erhöhen. Eine gut strukturierte Dokumentation und Evaluation der Maßnahmen sind dabei ebenso wichtig, um den Erfolg der Sturzprophylaxe kontinuierlich zu überwachen und anzupassen.

Kapitel 3: Dekubitusprophylaxe

3.1 Was ist ein Dekubitus und wie entsteht er?

Ein Dekubitus, auch als Druckgeschwür bekannt, ist eine Schädigung der Haut und des darunterliegenden Gewebes, die durch anhaltenden Druck oder Reibung entsteht. Besonders gefährdet sind Körperstellen, an denen das Gewebe zwischen Knochen und Haut besonders dünn ist, wie an den Fersen, Hüften, Knien und am Steißbein.

Entstehungsursachen

- **Druckbelastung**: Durch das lange Liegen oder Sitzen ohne Positionswechsel entsteht Druck auf bestimmte Körperstellen. Der Druck unterbricht die Blutzufuhr und führt zum Absterben des Gewebes.

- **Reibung und Scherkräfte**: Das Verschieben des Körpers, etwa beim Umlagern, kann zu kleinen Verletzungen der Haut führen, die die Entstehung eines Dekubitus fördern.

Risikogruppen Besonders gefährdet sind bettlägerige und mobilitätseingeschränkte Patienten sowie Menschen mit Durchblutungsstörungen, Diabetes oder Hautproblemen. Auch stark übergewichtige oder stark untergewichtige Patienten haben ein erhöhtes Risiko.

Praxis-Tipp
Machen Sie sich mit den häufig betroffenen Körperstellen vertraut und achten Sie besonders bei gefährdeten Patienten auf erste Anzeichen wie Rötungen oder Druckempfindlichkeit.

3.2 Maßnahmen zur Dekubitusprophylaxe

Die Prophylaxe eines Dekubitus umfasst Maßnahmen, die Druckentlastung schaffen und die Hautgesundheit fördern. Pflegekräfte spielen hier eine zentrale Rolle, indem sie die Positionen der Patienten regelmäßig wechseln und die Haut sorgfältig pflegen.

Lagerungswechsel und Positionierung

- **Regelmäßige Positionswechsel**: Um die Druckbelastung zu verringern, sollte die Lage des Patienten alle zwei Stunden gewechselt werden, falls möglich. Es kann hilfreich sein, feste Lagerungspläne zu erstellen, die individuell angepasst sind.

- **Lagerungstechniken**: Spezielle Lagerungstechniken wie die 30°- oder 135°-Seitenlagerung helfen, den Druck auf besonders gefährdete Stellen zu minimieren.

- **Hilfsmittel**: Die Verwendung druckentlastender Matratzen, Sitzkissen und spezieller Lagerungskissen kann den Druck auf gefährdete Körperstellen reduzieren.

Hautpflege und Hautbeobachtung

- **Schonende Reinigung**: Vermeiden Sie Seifen und Produkte, die die Haut austrocknen. Verwenden Sie pH-neutrale, feuchtigkeitsspendende Produkte.

- **Hautinspektion**: Kontrollieren Sie regelmäßig die Haut auf Rötungen, Druckstellen oder Blasenbildung, besonders an den gefährdeten Stellen.

- **Hydrierung**: Achten Sie darauf, dass die Haut ausreichend befeuchtet wird, da trockene Haut anfälliger für Verletzungen ist.

Ernährung und Flüssigkeitszufuhr Eine ausgewogene Ernährung mit ausreichend Flüssigkeit unterstützt die Hautgesundheit und die Regeneration. Proteine, Vitamine und Mineralstoffe fördern die Hautelastizität und die Wundheilung.

Praxis-Tipp
Legen Sie klare Intervalle für Lagerungswechsel fest und dokumentieren Sie diese, damit die Maßnahmen konsequent umgesetzt und überprüft werden können.

3.3 Dokumentation und Verlaufskontrolle

Dokumentation der Maßnahmen Die Dokumentation ist ein wesentlicher Bestandteil der Dekubitusprophylaxe. Durch das Festhalten der Lagerungswechsel und Hautkontrollen können Pflegekräfte nachweisen, dass die notwendigen Maßnahmen regelmäßig durchgeführt wurden.

- **Lagerungsprotokolle**: Dokumentieren Sie jede Umlagerung und jede Hautkontrolle, um den Verlauf nachvollziehen zu können und die Maßnahmen gegebenenfalls anzupassen.

- **Beobachtungen festhalten**: Alle Hautveränderungen sollten dokumentiert und bei Auffälligkeiten sofort gemeldet werden.

- **Evaluation und Anpassung der Prophylaxe** Die regelmäßige Überprüfung der Maßnahmen ist wichtig, um die Dekubitusprophylaxe an die individuellen Bedürfnisse des Patienten anzupassen. Wenn zum Beispiel ein Patient trotz Prophylaxe Anzeichen eines Dekubitus zeigt, sollte der Lagerungsplan überarbeitet oder die Häufigkeit der Lagerungswechsel erhöht werden.

Praxis-Tipp
Ein übersichtliches Lagerungsprotokoll im Patientenzimmer oder auf der Pflegestation kann das Team daran erinnern, die festgelegten Maßnahmen konsequent durchzuführen und zu dokumentieren.

3.4 Fallbeispiel und Praxistipps

Fallbeispiel
Herr Müller, ein 78-jähriger Patient, ist aufgrund eines Schlaganfalls bettlägerig und stark bewegungseingeschränkt. Bei der Aufnahme fällt auf, dass er bereits leichte Rötungen an den Fersen und am Steißbein aufweist, die auf eine Druckbelastung hindeuten könnten.

Lösung
Die Pflegekraft erstellt für Herrn Müller einen detaillierten Lagerungs- und Pflegeplan:

1. **Regelmäßiger Positionswechsel**: Der Lagerungsplan sieht einen Wechsel der Liegeposition alle zwei Stunden vor.

2. **Druckentlastung durch Kissen**: Spezielle Weichlagerungskissen werden an den Fersen und unter dem Steißbein platziert, um die Belastung zu reduzieren.

3. **Hautpflege und Kontrolle**: Die Haut an den gefährdeten Stellen wird regelmäßig gereinigt und mit einer feuchtigkeitsspendenden Lotion gepflegt. Tägliche Hautkontrollen gehören zur Routine.

4. **Dokumentation und Verlaufskontrolle**: Die Pflegekraft dokumentiert jede Lagerung und Hautkontrolle im Lagerungsprotokoll, sodass die

Maßnahmen und deren Effektivität überprüft werden können.

Nach einigen Tagen zeigen sich keine neuen Druckstellen, und die Rötungen an den Fersen und am Steißbein haben sich deutlich zurückgebildet. Durch die konsequente Einhaltung des Pflegeplans und der regelmäßigen Hautpflege konnte die Entstehung eines Dekubitus verhindert werden.

Praxistipps

1. **Frühzeitige Prophylaxe**: Beginnen Sie die Dekubitusprophylaxe bereits bei ersten Anzeichen wie Hautrötungen, um die Bildung von Druckgeschwüren zu vermeiden.

2. **Regelmäßige Schulungen**: Halten Sie das Wissen über Lagerungstechniken und Hautpflege im Team aktuell, um die Maßnahmen immer korrekt umzusetzen.

3. **Kontinuierliche Dokumentation**: Führen Sie konsequent Protokoll über Lagerungswechsel und Hautinspektionen. So haben Sie alle Informationen, um Maßnahmen gegebenenfalls anzupassen.

4. **Individualisierte Pflegepläne**: Erstellen Sie für jeden Patienten einen individuellen Lagerungs- und Pflegeplan, der seine spezifischen Bedürfnisse berücksichtigt.

Zusammenfassung von Kapitel 3: Dekubitusprophylaxe

Dieses Kapitel verdeutlicht die Bedeutung der Dekubitusprophylaxe in der Pflege und zeigt auf, wie Pflegekräfte durch gezielte Maßnahmen das Risiko von Druckgeschwüren minimieren können. Die Kombination aus regelmäßigen Lagerungswechseln, schonender Hautpflege, individueller Risikobewertung und lückenloser Dokumentation bildet die Basis für eine erfolgreiche Prophylaxe. Ein durchdachter Pflegeplan und regelmäßige Evaluierungen der Maßnahmen sorgen dafür, dass der Pflegeprozess stets an die Bedürfnisse des Patienten angepasst werden kann.

Kapitel 4: Schmerzmanagement in der Pflege

4.1 Grundlagen des Schmerzmanagements

Schmerzen sind ein häufiges Symptom bei pflegebedürftigen Menschen und können deren Lebensqualität erheblich beeinträchtigen. Ein effektives Schmerzmanagement ist daher ein zentraler Bestandteil der pflegerischen Versorgung und

trägt dazu bei, das Wohlbefinden und die Lebensqualität der Patienten zu steigern.

Arten von Schmerzen

- **Akute Schmerzen**: Tritt plötzlich auf, oft nach Operationen oder Verletzungen, und klingt normalerweise nach kurzer Zeit ab.

- **Chronische Schmerzen**: Dauert länger an und ist oft ein Begleitsymptom bei Erkrankungen wie Rheuma oder Krebs.

- **Psychogene Schmerzen**: Schmerzen, die keinen körperlichen Ursprung haben, sondern häufig durch psychische Faktoren beeinflusst werden.

Schmerzwahrnehmung und Schmerztoleranz Schmerz ist ein individuelles Erlebnis und wird von jedem Menschen unterschiedlich empfunden. Faktoren wie Alter,

Vorerfahrungen und psychische Verfassung spielen dabei eine große Rolle. Daher ist es wichtig, den Schmerz eines Patienten nicht zu bewerten, sondern ihn als real und ernsthaft wahrzunehmen.

Praxis-Tipp
Nutzen Sie einen empathischen Ansatz und stellen Sie Fragen zur Schmerzwahrnehmung des Patienten, um ein vollständiges Bild zu erhalten. Dies schafft Vertrauen und fördert eine offene Kommunikation.

4.2 Schmerzassessment und Schmerzdokumentation

Ein strukturiertes Schmerzassessment ist essenziell, um die Intensität, Art und Ursache der Schmerzen zu erfassen und die geeigneten Maßnahmen zu planen. Die Schmerzdokumentation stellt sicher, dass die gesamte Pflegekette über den Schmerzstatus des Patienten informiert ist.

Schmerzassessment-Methoden

- **Numerische Ratingskala (NRS)**: Der Patient bewertet den Schmerz auf einer Skala von 0 (kein Schmerz) bis 10 (stärkster vorstellbarer Schmerz).
- **Visuelle Analogskala (VAS)**: Eine Skala, bei der der Patient auf einer Linie von "kein Schmerz" bis "stärkster Schmerz" seinen Schmerz markiert.
- **Gesichtsskala (FACES)**: Besonders geeignet für Patienten, die Schwierigkeiten haben, ihren Schmerz verbal auszudrücken, wie Kinder oder Menschen mit Demenz.

Dokumentation der Schmerzerfassung Schmerzen sollten regelmäßig dokumentiert werden, besonders wenn eine

Schmerztherapie eingeleitet wurde. Die Schmerzdokumentation umfasst die Intensität des Schmerzes, den Zeitpunkt des Auftretens, Auslöser sowie die angewandten Maßnahmen und deren Wirksamkeit.

Praxis-Tipp
Erstellen Sie ein Schmerzprotokoll, in dem Patienten regelmäßig ihre Schmerzwahrnehmung festhalten. So lassen sich Veränderungen im Schmerzverlauf und die Wirksamkeit der Therapie nachvollziehen.

4.3 Maßnahmen zur Schmerzlinderung

Das Schmerzmanagement umfasst verschiedene Maßnahmen, die auf die individuellen Bedürfnisse des Patienten zugeschnitten sind. Neben der medikamentösen Behandlung spielen auch nicht-medikamentöse Methoden eine wichtige Rolle.

Medikamentöse Schmerztherapie

1. **Analgetika (Schmerzmittel)**: Medikamente wie Paracetamol, Ibuprofen und Opioide werden nach einem Stufenplan eingesetzt, der sich an der Schmerzintensität orientiert.

2. **Koanalgetika**: Medikamente, die die Wirkung von Schmerzmitteln unterstützen, wie Antidepressiva bei neuropathischen Schmerzen.

3. **Nebenwirkungen beachten**: Schmerzmittel, insbesondere Opioide, können Nebenwirkungen wie Übelkeit, Verstopfung oder Benommenheit verursachen, die sorgfältig überwacht und behandelt werden müssen.

Nicht-medikamentöse Schmerztherapie

1. **Kälte- und Wärmeanwendungen**: Hilfreich bei Muskelverspannungen und Gelenkschmerzen. Kälte wird oft bei akuten Entzündungen eingesetzt, während Wärme bei chronischen Muskelverspannungen lindernd wirkt.

2. **Physiotherapie und Bewegung**: Regelmäßige Bewegungsübungen helfen, die Muskelkraft zu stärken und Verspannungen zu lösen.

3. **Entspannungstechniken**: Methoden wie Atemübungen, progressive Muskelentspannung oder sanfte Massagen unterstützen die Schmerzlinderung und fördern das Wohlbefinden.

Praxis-Tipp
Ergänzen Sie die medikamentöse Therapie bei Bedarf mit einfachen nicht-medikamentösen Maßnahmen. Ein warmer Umschlag oder eine Atemübung können oft unterstützend wirken und das Wohlbefinden des Patienten erhöhen.

4.4 Fallbeispiel und Praxistipps

Fallbeispiel
Herr Bauer, 70 Jahre alt, leidet seit seiner Knieoperation an chronischen Schmerzen, die seine Beweglichkeit einschränken und ihn nachts häufig wachhalten. Die Pflegekraft führt ein Schmerzassessment durch und dokumentiert die

Schmerzintensität und die Zeiten, zu denen der Schmerz besonders stark ist. Herr Bauer bewertet seine Schmerzen auf der NRS-Skala regelmäßig mit einem Wert von 7, was ihm große Einschränkungen bereitet.

Lösung
basierend auf den Ergebnissen des Assessments wird ein individueller Schmerztherapieplan erstellt:

1. **Medikamentöse Therapie**: Herr Bauer erhält zu festgelegten Zeiten Schmerzmittel nach einem Stufenplan, um seine Schmerzen gezielt zu lindern.

2. **Kälte- und Wärmeanwendungen**: Die Pflegekraft bietet ihm abends eine Wärmeanwendung für das Knie an, was ihm hilft, sich zu entspannen und besser einzuschlafen.

3. **Entspannungsübungen**: Vor dem Schlafengehen führt die Pflegekraft mit Herrn Bauer eine Atemübung durch, um die Schmerzen gedanklich etwas in den Hintergrund zu rücken und ihn auf die Nachtruhe vorzubereiten.

Durch die Kombination aus medikamentösen und unterstützenden Maßnahmen berichtet Herr Bauer nach wenigen Tagen von einer Verbesserung seiner Schmerzsituation und schläft nachts besser.

Praxistipps

1. **Individuelle Ansätze wählen**: Jedes Schmerzempfinden ist einzigartig. Stimmen Sie das Schmerzmanagement individuell auf die Bedürfnisse des Patienten ab.

2. **Schmerzmedikation fest einplanen**: Verabreichen Sie Schmerzmittel zu festgelegten Zeiten, bevor der

Schmerz zu stark wird, um eine konstante Linderung zu erreichen.

3. **Schmerzkontrolle regelmäßig durchführen**: Führen Sie bei jedem Schichtwechsel eine Schmerzkontrolle durch und dokumentieren Sie Veränderungen, um die Therapie laufend anpassen zu können.

4. **Auf Nebenwirkungen achten**: Beobachten Sie den Patienten auf Nebenwirkungen und passen Sie die Begleittherapie gegebenenfalls an, um unerwünschte Wirkungen zu minimieren.

Zusammenfassung von Kapitel 4: Schmerzmanagement in der Pflege

Dieses Kapitel verdeutlicht die Bedeutung eines individuellen und umfassenden Schmerzmanagements in der Pflege. Durch eine sorgfältige Schmerzerfassung und Dokumentation sowie die gezielte Anwendung medikamentöser und nicht-medikamentöser Maßnahmen können Pflegekräfte die Lebensqualität ihrer Patienten deutlich verbessern. Ein offener Umgang mit dem Thema Schmerz und die Kombination verschiedener Methoden zur Schmerzlinderung sind der Schlüssel zu einer effektiven Schmerztherapie.

Kapitel 5: Förderung der Harnkontinenz

5.1 Bedeutung der Harnkontinenzförderung

Die Förderung der Harnkontinenz ist ein wesentlicher Bestandteil der pflegerischen Versorgung, insbesondere bei älteren und pflegebedürftigen Menschen. Ein Verlust der Harnkontinenz beeinträchtigt nicht nur die Lebensqualität erheblich, sondern kann auch die Hautintegrität gefährden und zu sozialer Isolation führen. Ziel der Kontinenzförderung ist es, die Selbstständigkeit und das Wohlbefinden der Patienten zu erhalten oder wiederherzustellen.

Gründe für Harninkontinenz

- **Altersbedingte Veränderungen**: Mit zunehmendem Alter verringert sich die Blasenkapazität und die Beckenbodenmuskulatur schwächt sich ab.

- **Erkrankungen**: Erkrankungen wie Diabetes, Schlaganfall oder neurologische Erkrankungen können die Kontrolle über die Blase beeinträchtigen.

- **Medikamentöse Nebenwirkungen**: Manche Medikamente, wie Diuretika, können zu vermehrtem Harndrang führen.

- **Umgebungsbedingte Faktoren**: Eingeschränkte Mobilität und eine unzugängliche Toiletteninfrastruktur können den Zugang zur Toilette erschweren.

Praxis-Tipp
Gehen Sie offen mit dem Thema Kontinenz um, um Patienten und Angehörige für das Thema zu sensibilisieren und Hemmungen abzubauen. Ein offenes Gespräch kann dabei helfen, Lösungen zu finden, die für den Patienten angenehm und umsetzbar sind.

5.2 Assessment und individuelle Maßnahmen zur Kontinenzförderung

Ein gezieltes Kontinenz-Assessment ist der erste Schritt, um eine individuelle Kontinenzförderung zu planen und umzusetzen. Pflegekräfte sollten die körperlichen, psychischen und umgebungsbedingten Faktoren berücksichtigen, die das Kontinenzverhalten beeinflussen.

Assessment-Methoden

- **Kontinenzfragebogen**: Hier werden Fragen zu bisherigen Kontinenzproblemen, Toilettengewohnheiten und bisherigen Maßnahmen zur Kontinenzförderung gestellt.

- **Miktionsprotokoll**: Ein Protokoll über die Häufigkeit und Menge der Blasenentleerung hilft dabei, das Kontinenzverhalten genauer einzuschätzen und Maßnahmen anzupassen.

Individuelle Maßnahmen

1. **Blasentraining**: Eine Methode, bei der der Patient trainiert, die Blase in regelmäßigen Abständen zu entleeren. Dies hilft, die Kontrolle über die Blase zu verbessern.

2. **Beckenbodentraining**: Spezielle Übungen zur Stärkung der Beckenbodenmuskulatur. Sie sind besonders wirksam bei Belastungsinkontinenz.

3. **Toilettentraining**: Die Pflegekraft begleitet den Patienten zu festgelegten Zeiten zur Toilette, um die Routine zu unterstützen und Unfälle zu vermeiden.

Praxis-Tipp
Nutzen Sie ein Miktionsprotokoll, um festzustellen, wann der Patient typischerweise Harndrang verspürt. Planen Sie die Toilettengänge entsprechend, um Unfälle zu minimieren und eine Routine zu schaffen.

5.3 Verwendung von Hilfsmitteln und Techniken

Wenn eine vollständige Kontinenz nicht erreichbar ist, können Hilfsmittel und spezielle Techniken eine wertvolle Unterstützung bieten und dem Patienten ein hohes Maß an Autonomie erhalten.

Hilfsmittel zur Kontinenzförderung

- **Inkontinenzeinlagen und Windeln**: Werden je nach Schweregrad der Inkontinenz ausgewählt und regelmäßig gewechselt, um Hautreizungen zu vermeiden.

- **Urinauffangsysteme**: Für bettlägerige Patienten kann die Verwendung von Urinauffangsystemen wie Urinflaschen oder Blasenkathetern in Betracht gezogen werden.

- **Toilettenhilfen**: Mobile Toilettenstühle, Haltegriffe und Toilettensitzerhöhungen erleichtern den Zugang zur Toilette und fördern die Unabhängigkeit.

Techniken zur Kontinenzförderung

- **Anpassung der Flüssigkeitszufuhr**: Regelmäßiges Trinken hilft, die Blasenmuskulatur zu trainieren, während ein Übermaß an koffeinhaltigen Getränken vermieden werden sollte, da sie den Harndrang verstärken können.

- **Einfache Kleidungsanpassungen**: Kleidung mit leicht zu öffnenden Verschlüssen kann den Zugang zur Toilette erleichtern und Unfälle verhindern.

Praxis-Tipp

Legen Sie einen Vorrat an individuell passenden Hilfsmitteln bereit, um jederzeit auf die Bedürfnisse des Patienten reagieren zu können. Wechseln Sie Hilfsmittel regelmäßig, um Hautreizungen vorzubeugen.

5.4 Fallbeispiel und Praxistipps

Fallbeispiel

Frau Schubert, 82 Jahre alt, ist nach einem Oberschenkelhalsbruch in ihrer Mobilität eingeschränkt und benötigt beim Gehen Unterstützung. Seit dem Unfall verspürt sie verstärkt Harndrang und hatte bereits mehrere Inkontinenzvorfälle, die sie stark belasten. Die Pflegekraft bemerkt, dass Frau Schubert aus Scham die Flüssigkeitszufuhr einschränkt, was zu einer Verschlechterung ihrer Gesundheit führt.

Lösung

Die Pflegekraft entwickelt gemeinsam mit Frau Schubert einen Plan zur Kontinenzförderung:

1. **Toilettentraining**: Die Pflegekraft begleitet Frau Schubert alle zwei Stunden zur Toilette, um eine Routine zu etablieren und ihr das Gefühl der Sicherheit zu geben.

2. **Flüssigkeitszufuhr kontrollieren**: Sie klärt Frau Schubert über die Bedeutung einer ausreichenden Flüssigkeitszufuhr auf und ermuntert sie, regelmäßig kleine Mengen zu trinken.

3. **Anpassung der Kleidung**: Die Pflegekraft unterstützt Frau Schubert bei der Auswahl von Kleidung mit leicht

zu öffnenden Verschlüssen, um den Toilettengang zu erleichtern.

Nach einigen Tagen zeigt sich eine deutliche Verbesserung: Frau Schubert fühlt sich sicherer, traut sich mehr zu trinken und erlebt weniger Inkontinenzvorfälle. Die regelmäßigen Toilettengänge helfen ihr, die Blasenkontrolle schrittweise wiederzuerlangen.

Praxistipps

1. **Geduld und Einfühlungsvermögen**: Arbeiten Sie mit Geduld und ohne Druck. Ein einfühlsames Vorgehen schafft Vertrauen und fördert die Motivation des Patienten.

2. **Regelmäßige Protokollführung**: Führen Sie ein Miktionsprotokoll, um den Fortschritt zu dokumentieren und die Maßnahmen gegebenenfalls anzupassen.

3. **Schulungen für Pflegekräfte**: Regelmäßige Fortbildungen zur Kontinenzförderung im Team sorgen dafür, dass alle Pflegekräfte auf dem neuesten Stand sind und die Techniken sicher anwenden können.

4. **Anpassung an individuelle Bedürfnisse**: Betrachten Sie die Kontinenzförderung immer als individuelle Maßnahme und passen Sie die Vorgehensweise an die jeweiligen Bedürfnisse des Patienten an.

Zusammenfassung von Kapitel 5: Förderung der Harnkontinenz

Dieses Kapitel zeigt, wie wichtig eine gezielte Kontinenzförderung ist, um die Lebensqualität und

Selbstständigkeit von Patienten zu erhalten. Ein individuelles Kontinenzmanagement, bestehend aus einem sorgfältigen Assessment, gezielten Maßnahmen zur Blasenkontrolle und der Nutzung geeigneter Hilfsmittel, bietet eine umfassende Unterstützung. Die offene Kommunikation und das einfühlsame Vorgehen sind entscheidend, um das Vertrauen der Patienten zu gewinnen und eine erfolgreiche Kontinenzförderung zu gewährleisten.

Kapitel 6: Ernährungsmanagement zur Sicherung und Förderung der oralen Ernährung

6.1 Bedeutung und Ziele des Ernährungsmanagements

Eine ausreichende und ausgewogene Ernährung ist essenziell für die Gesundheit und das Wohlbefinden pflegebedürftiger Menschen. Mangelernährung führt nicht nur zu einer Schwächung des Immunsystems, sondern erhöht auch das Risiko für Dekubitus und Infektionen und kann die Genesung verlangsamen. Das Ziel des Ernährungsmanagements ist es, eine bedarfsdeckende Nährstoffaufnahme sicherzustellen und gleichzeitig die orale (also über den Mund erfolgende) Nahrungsaufnahme zu fördern.

Risikofaktoren für Mangelernährung

- **Appetitlosigkeit und Kauprobleme**: Häufig bei älteren Patienten aufgrund von Zahnproblemen oder veränderter Geschmackswahrnehmung.

- **Einschränkungen der Mobilität**: Bei Patienten mit Bewegungseinschränkungen kann es schwierig sein, selbstständig zu essen.

- **Psychosoziale Faktoren**: Einsamkeit oder Traurigkeit können das Verlangen nach Nahrung mindern.

Ziele des Ernährungsmanagements

- Sicherstellung der Nährstoffversorgung und des Flüssigkeitshaushalts.
- Förderung der Selbstständigkeit beim Essen und Trinken.
- Prävention von Mangelernährung und den damit verbundenen Risiken.

Praxis-Tipp
Erstellen Sie eine Liste der individuellen Vorlieben und Abneigungen der Patienten. Dies kann helfen, das Ernährungsangebot anzupassen und den Appetit zu fördern.

6.2 Einschätzung des Ernährungszustands

Ein umfassendes Ernährungsassessment bildet die Basis für die Erstellung eines individuellen Ernährungsplans. Hierbei sollten sowohl körperliche als auch psychosoziale Faktoren berücksichtigt werden.

Methoden zur Einschätzung des Ernährungszustands

- **BMI und Gewichtsverlauf:** Der Body-Mass-Index (BMI) und der Verlauf des Körpergewichts geben Hinweise auf den Ernährungszustand. Ein rapider Gewichtsverlust kann auf Mangelernährung hindeuten.

- **Subjektive Einschätzungsinstrumente:** Fragebögen zur Erfassung des Ernährungsstatus, wie der **Mini Nutritional Assessment (MNA)**, können dazu beitragen, Mangelernährung frühzeitig zu erkennen.

- **Laborwerte**: Werte wie Albumin und Gesamteiweiß im Blutbild geben ebenfalls Hinweise auf den Ernährungszustand.

Bewertung und Dokumentation Alle Beobachtungen und Messwerte sollten dokumentiert und regelmäßig überprüft werden. So kann das Pflegepersonal rechtzeitig auf Veränderungen reagieren und die Maßnahmen entsprechend anpassen.

Praxis-Tipp
Führen Sie bei Neuaufnahmen und in regelmäßigen Abständen ein Ernährungsassessment durch, um Veränderungen im Ernährungszustand frühzeitig zu erkennen und gezielte Maßnahmen zu ergreifen.

6.3 Maßnahmen zur Förderung der oralen Ernährung

Die Förderung der oralen Ernährung zielt darauf ab, den Patienten zur selbstständigen Nahrungsaufnahme zu motivieren und den Appetit durch ein ansprechendes Angebot zu steigern.

Anregende Präsentation der Mahlzeiten

1. **Attraktive Speisenpräsentation**: Farbenfrohe und abwechslungsreiche Speisen wecken den Appetit.

2. **Essensumgebung gestalten**: Eine angenehme Atmosphäre, z. B. durch saubere Tischdekoration und gemeinsames Essen in kleinen Gruppen, kann das Esserlebnis verbessern.

3. **Anreicherung von Speisen**: Bei Patienten mit geringem Appetit können kalorienreiche Lebensmittel wie Sahne oder Butter helfen, den Nährstoffgehalt zu erhöhen, ohne das Volumen zu vergrößern.

Unterstützung bei der Nahrungsaufnahme

1. **Esshilfen**: Spezielles Besteck oder rutschfeste Teller können die Selbstständigkeit fördern.

2. **Schlucktraining**: Für Patienten mit Schluckproblemen sind spezielle Schlucktrainings hilfreich, um die orale Aufnahme zu erleichtern.

3. **Geduld und Zeit**: Geben Sie den Patienten ausreichend Zeit und unterstützen Sie sie bei Bedarf, ohne zu drängen.

Flüssigkeitsversorgung sicherstellen Ein besonderer Fokus liegt auf der Sicherstellung einer ausreichenden Flüssigkeitszufuhr. Regelmäßige Getränkeangebote, aromatisiertes Wasser oder Tees können helfen, die Flüssigkeitsaufnahme zu erhöhen.

Praxis-Tipp
Bieten Sie über den Tag verteilt kleine, ansprechende Mahlzeiten an, statt die Nahrungsaufnahme auf drei große Mahlzeiten zu beschränken. Snacks wie Joghurt, Früchte oder nahrhafte Suppen sind oft leichter anzunehmen und fördern den Appetit.

6.4 Fallbeispiel und Praxistipps

Fallbeispiel
Frau Weber, eine 85-jährige Bewohnerin, isst seit einigen Tagen nur sehr wenig und zeigt einen deutlichen Gewichtsverlust. Bei der Aufnahme in die Pflegeeinrichtung wurde ein Ernährungsassessment durchgeführt, das Anzeichen einer Mangelernährung ergab. Frau Weber leidet an Kauproblemen und hat zudem den Appetit verloren.

Lösung

Die Pflegekraft erstellt für Frau Weber einen angepassten Ernährungsplan und beachtet dabei die folgenden Punkte:

1. **Kleine, hochkalorische Mahlzeiten**: Frau Weber erhält kleinere Mahlzeiten, die energiereich und leicht verdaulich sind, um ihr trotz geringem Appetit ausreichend Nährstoffe zuzuführen.

2. **Weiche Konsistenz**: Die Speisen werden in einer weichen Konsistenz zubereitet, um ihr das Kauen und Schlucken zu erleichtern.

3. **Flüssigkeitsanreicherung**: Frau Weber erhält kalorienreiche Shakes und Säfte, um den Nährstoffgehalt ihrer Getränke zu erhöhen.

Nach wenigen Tagen zeigt sich, dass Frau Weber wieder etwas an Gewicht zunimmt und beim Essen mehr Interesse zeigt. Die regelmäßige Kontrolle des Ernährungszustands ermöglicht es dem Team, den Plan bei Bedarf anzupassen.

Praxistipps

1. **Essenszeiten flexibel gestalten**: Wenn möglich, passen Sie die Essenszeiten an den Biorhythmus des Patienten an. Manche essen lieber früh, andere später am Tag.

2. **Individuelle Vorlieben berücksichtigen**: Gehen Sie auf die Essgewohnheiten und Geschmackspräferenzen des Patienten ein. Bekannte Lieblingsgerichte wecken oft die Freude am Essen.

3. **Regelmäßige Gewichtskontrolle**: Kontrollieren Sie das Gewicht wöchentlich, um Veränderungen im

Ernährungszustand frühzeitig zu bemerken und Anpassungen vornehmen zu können.

4. **Essensumgebung positiv gestalten**: Schaffen Sie eine ansprechende und ruhige Umgebung, die das Esserlebnis angenehm gestaltet und Ablenkungen minimiert.

**Zusammenfassung von Kapitel 6:
Ernährungsmanagement zur Sicherung und Förderung der oralen Ernährung**

Ein bedarfsgerechtes Ernährungsmanagement ist ein zentraler Bestandteil der Pflege, um die Gesundheit und das Wohlbefinden pflegebedürftiger Menschen zu sichern. Ein individuell angepasster Ernährungsplan, eine einladende Präsentation der Speisen und die Unterstützung bei der Nahrungsaufnahme sind entscheidende Schritte, um eine ausreichende Nährstoffzufuhr sicherzustellen. Durch regelmäßige Assessments und kontinuierliche Dokumentation kann das Pflegepersonal frühzeitig auf Veränderungen im Ernährungszustand reagieren und die Maßnahmen entsprechend anpassen.

Kapitel 7: Förderung der Mobilität

7.1 Bedeutung der Mobilitätsförderung

Mobilität ist ein wesentlicher Faktor für die Lebensqualität und Selbstständigkeit pflegebedürftiger Menschen. Eine eingeschränkte Beweglichkeit führt oft zu weiteren gesundheitlichen Problemen, wie Muskelschwund,

Gelenksteifigkeit und einer erhöhten Anfälligkeit für Stürze. Zudem wirkt sich die Mobilität stark auf das emotionale Wohlbefinden aus: Wer sich selbstständig bewegen kann, bleibt länger aktiv und sozial eingebunden.

Negative Folgen von Bewegungsmangel

- **Physische Auswirkungen**: Ohne regelmäßige Bewegung nimmt die Muskelkraft ab, die Gelenke versteifen, und es kann zu Kreislaufproblemen kommen.

- **Psychische Folgen**: Bewegungsmangel erhöht das Risiko für depressive Verstimmungen und fördert die soziale Isolation.

- **Erhöhtes Sturzrisiko**: Eine eingeschränkte Mobilität und schwache Muskulatur erhöhen das Risiko für Stürze und damit verbundene Verletzungen.

Ziele der Mobilitätsförderung Das Ziel der Mobilitätsförderung ist es, die vorhandenen Bewegungsmöglichkeiten der Patienten zu erhalten, zu fördern oder wiederherzustellen. Dadurch sollen die körperliche Stabilität und das allgemeine Wohlbefinden verbessert werden.

Praxis-Tipp
Ermutigen Sie die Patienten, sich aktiv an der Pflege und an Bewegungseinheiten zu beteiligen. Dadurch entwickeln sie mehr Selbstvertrauen und übernehmen Verantwortung für ihre eigene Mobilität.

7.2 Methoden und Übungen zur Mobilitätsförderung

Die Mobilitätsförderung umfasst eine Vielzahl an Techniken und Übungen, die gezielt die Muskulatur, Gelenke und das Gleichgewicht trainieren. Die Auswahl der Maßnahmen sollte auf die individuellen Fähigkeiten und Bedürfnisse des Patienten abgestimmt sein.

Aktive und passive Bewegungsübungen

1. **Passive Mobilisation**: Diese Übungen werden von der Pflegekraft oder einem Physiotherapeuten durchgeführt und eignen sich für Patienten, die sich kaum oder gar nicht selbst bewegen können. Dazu gehören sanfte Bewegungen der Arme, Beine und des Rumpfes, die helfen, die Beweglichkeit der Gelenke zu erhalten.

2. **Aktive Mobilisation**: Hierbei bewegt der Patient selbstständig einzelne Körperteile. Übungen wie das Anheben der Beine im Sitzen oder das Strecken der Arme im Liegen fördern die Muskelfunktion und steigern das Körpergefühl.

3. **Kraftübungen**: Bei Patienten mit ausreichender Muskelkraft können Übungen mit leichtem Widerstand durchgeführt werden, z. B. das Drücken gegen ein Theraband oder das Heben kleiner Gewichte.

Gleichgewichtstraining Ein wichtiger Bestandteil der Mobilitätsförderung ist das Gleichgewichtstraining. Übungen wie das Stehen auf einem Bein, das Gehen auf einer geraden Linie oder das Balancieren auf einer instabilen Unterlage stärken das Gleichgewicht und verringern das Sturzrisiko.

Förderung der Gehfähigkeit

1. **Gehen mit Unterstützung**: Viele Patienten benötigen anfangs eine Unterstützung beim Gehen. Das kann durch eine Begleitperson oder mit Hilfsmitteln wie einem Gehwagen erfolgen.

2. **Training mit Gehhilfen**: Der richtige Umgang mit Gehhilfen wie Rollatoren oder Gehstöcken ist entscheidend, um Sicherheit beim Gehen zu gewährleisten. Hierzu gehören Übungen wie das kontrollierte Anheben und Absetzen der Gehhilfe sowie das sichere Drehen und Wenden.

Bewegungsabläufe im Alltag Die Integration von Bewegungsabläufen in alltägliche Aktivitäten fördert die Mobilität und Selbstständigkeit nachhaltig. Einfaches Aufstehen und Hinsetzen, das Anziehen im Stehen oder das Erreichen von Gegenständen in Kopfhöhe sind Bewegungen, die regelmäßig geübt werden können, um die Mobilität im Alltag zu erhalten.

Praxis-Tipp
Erstellen Sie für jeden Patienten einen individuellen Übungsplan, der an seine Fähigkeiten angepasst ist. Kleinere Erfolge wie das eigenständige Aufstehen können dokumentiert werden, um Motivation und Fortschritte sichtbar zu machen.

7.3 Einsatz von Mobilitätshilfen und ergonomischen Techniken

Mobilitätshilfen und ergonomische Techniken sind wertvolle Werkzeuge zur Förderung der Selbstständigkeit und Sicherheit in der Mobilität. Sie helfen Patienten dabei, sich sicherer zu bewegen, und unterstützen die Pflegekräfte bei der ergonomischen Durchführung von Bewegungsabläufen.

Mobilitätshilfen

- **Rollatoren und Gehstöcke**: Geeignet für Patienten mit eingeschränkter Gehfähigkeit, die jedoch noch genügend Muskelkraft für eigenständige Bewegungen haben. Sie bieten Stabilität und helfen, das Gleichgewicht zu halten.

- **Transferhilfen**: Hilfsmittel wie Rutschbretter, Lifter oder Gleitmatten unterstützen Patienten beim Positionswechsel, beispielsweise vom Bett in den Rollstuhl.

- **Rollstühle und mobile Sitzgelegenheiten**: Werden für Patienten eingesetzt, die sich nicht mehr selbstständig fortbewegen können. Hierbei ist wichtig, dass die Patienten aktiv an der Bewegung teilnehmen, etwa durch das Greifen und Ziehen am Rollstuhlrad.

Ergonomische Techniken für Pflegekräfte Die Mobilitätsförderung erfordert körperliche Anstrengung, weshalb Pflegekräfte ergonomische Techniken einsetzen sollten, um die Belastung auf Rücken und Gelenke zu reduzieren. Dazu gehören:

- **Anheben aus den Beinen**: Nutzen Sie die Kraft aus den Beinen und nicht aus dem Rücken, um Patienten sicher anzuheben.

- **Rücken gerade halten**: Ein gerader Rücken und leicht gebeugte Knie helfen, die Belastung beim Heben und Tragen gleichmäßig zu verteilen.

- **Verwendung von Hebetechniken**: Technik wie der sogenannte „Schaukelgriff" kann den Transfer erleichtern und Belastungen reduzieren.

Praxis-Tipp
Bieten Sie regelmäßig Schulungen zur sicheren Anwendung von Mobilitätshilfen und ergonomischen Techniken an. Eine korrekte Anwendung erhöht die Sicherheit sowohl für Patienten als auch für das Pflegepersonal.

7.4 Fallbeispiel und Praxistipps

Fallbeispiel
Herr Schmidt, 76 Jahre alt, ist nach einem Schlaganfall in seiner Mobilität eingeschränkt und benötigt Unterstützung beim Gehen. Anfangs fühlt er sich unsicher und vermeidet es, sich ohne Hilfe zu bewegen. Die Pflegekraft bemerkt, dass seine Muskelkraft in den Beinen nachlässt und sein Gleichgewicht instabil wird.

Lösung
Die Pflegekraft erstellt gemeinsam mit Herrn Schmidt einen Mobilitätsplan:

1. **Gleichgewichtstraining**: Tägliche Übungen wie das Stehen auf einem Bein (mit Unterstützung) und das Gehen entlang einer Linie stärken sein Gleichgewicht.

2. **Kraftübungen**: Herr Schmidt führt einfache Übungen durch, z. B. das Anheben der Beine im Sitzen, um die Muskulatur zu stärken.

3. **Einsatz eines Rollators**: Die Pflegekraft zeigt ihm, wie er den Rollator sicher verwenden kann, und übt mit ihm das kontrollierte Gehen mit der Gehhilfe.

Nach einigen Wochen zeigt Herr Schmidt deutliche Fortschritte. Er bewegt sich sicherer und nimmt wieder häufiger am täglichen Leben in der Einrichtung teil.

Praxistipps

1. **Geduld und Motivation**: Ermutigen Sie die Patienten zu kleinen, regelmäßigen Bewegungen und würdigen Sie jeden Fortschritt.

2. **Bewegung in den Alltag integrieren**: Fördern Sie alltägliche Bewegungsabläufe, wie das Aufstehen aus dem Stuhl oder das selbstständige Ankleiden, um die Mobilität zu erhalten.

3. **Hilfsmittel optimal einsetzen**: Trainieren Sie den richtigen Umgang mit Hilfsmitteln und achten Sie darauf, dass diese auf die individuelle Körpergröße und das Können des Patienten angepasst sind.

4. **Regelmäßige Rücksprache**: Passen Sie den Mobilitätsplan regelmäßig an die Fortschritte oder veränderten Bedürfnisse des Patienten an, um ihm die bestmögliche Unterstützung zu bieten.

Zusammenfassung von Kapitel 7: Förderung der Mobilität

Die Förderung der Mobilität ist ein zentraler Bestandteil der Pflege, um die Unabhängigkeit und das Wohlbefinden pflegebedürftiger Menschen zu erhalten. Durch individuell abgestimmte Bewegungsübungen, den gezielten Einsatz von Mobilitätshilfen und ergonomische Techniken kann das Pflegepersonal die Mobilität der Patienten nachhaltig fördern. Eine regelmäßige Anpassung der Übungen und die kontinuierliche Motivation durch die Pflegekräfte sind entscheidend, um die Mobilitätsförderung erfolgreich in den Pflegealltag zu integrieren.

Kapitel 8: Pflege von Menschen mit chronischen Wunden

8.1 Grundlagen und Bedeutung der Wundpflege bei chronischen Wunden

Chronische Wunden, wie Dekubitus, Ulcus cruris (offenes Bein) oder diabetische Fußulzera, stellen für Pflegebedürftige eine hohe Belastung dar und erfordern eine umfassende, langfristige Betreuung. Chronische Wunden heilen langsamer oder gar nicht, weil die natürlichen Heilungsprozesse des Körpers beeinträchtigt sind. Ursachen können unter anderem Durchblutungsstörungen, Diabetes, langes Liegen oder eine geschwächte Immunabwehr sein.

Arten chronischer Wunden

1. **Dekubitus**: Druckgeschwüre entstehen durch anhaltenden Druck auf bestimmte Körperstellen, der die Blutzirkulation unterbricht und das Gewebe schädigt.

2. **Ulcus cruris**: Diese Wunden entstehen häufig infolge von Durchblutungsstörungen in den Beinen, zum Beispiel durch venöse Insuffizienz.

3. **Diabetische Fußulzera**: Durch Nervenschädigungen und Durchblutungsstörungen, die bei Diabetes auftreten können, entwickeln sich oft schlecht heilende Wunden an den Füßen.

Ziele der Wundpflege Die Ziele der Pflege chronischer Wunden sind die Förderung der Wundheilung, die Reduzierung der Schmerzen und die Vermeidung von Infektionen. Dazu gehören neben der Reinigung und Versorgung der Wunde auch die Schaffung eines heilungsfördernden Umfelds und eine regelmäßige Kontrolle des Wundzustands.

Praxis-Tipp

Nehmen Sie sich Zeit, um den Patienten und seine Wundgeschichte kennenzulernen. Ein respektvoller Umgang und Transparenz im Pflegeprozess schaffen Vertrauen und fördern die Zusammenarbeit.

8.2 Wundreinigung und Wundversorgung

Die richtige Wundreinigung und Wundversorgung sind zentrale Schritte in der Pflege chronischer Wunden und erfordern eine hohe Sorgfalt und Fachkenntnis. Es gibt verschiedene Methoden und Produkte zur Wundbehandlung, die an die Wundart und den Heilungsverlauf angepasst werden sollten.

Wundreinigung

1. **Mechanische Reinigung**: Entfernen von Schmutz, Wundsekret und abgestorbenem Gewebe durch sanftes Abtupfen oder Spülen der Wunde mit steriler Kochsalzlösung.

2. **Antiseptische Lösungen**: In Fällen von bakterieller Infektion kann die Anwendung einer antiseptischen Lösung notwendig sein. Hierbei ist darauf zu achten, dass keine irritierenden oder stark alkoholhaltigen Produkte verwendet werden, um das Gewebe nicht zusätzlich zu schädigen.

3. **Debridement**: Bei hartnäckigen Belägen oder nekrotischem Gewebe kann ein ärztliches oder pflegerisches Debridement nötig sein, das abgestorbenes

Gewebe entfernt und die Wunde für die Heilung vorbereitet.

Wundauflagen und Verbandmaterialien Die Auswahl des richtigen Verbandsmaterials ist entscheidend für den Heilungsprozess. Verschiedene Materialien haben unterschiedliche Eigenschaften und sind für verschiedene Wundstadien geeignet:

1. **Hydrogele**: Spenden Feuchtigkeit und sind besonders bei trockenen Wunden und Belägen hilfreich.

2. **Schaumstoffverbände**: Halten die Wunde feucht, nehmen überschüssiges Sekret auf und bieten eine Schutzbarriere gegen äußere Einflüsse.

3. **Alginate**: Besonders geeignet für stark sezernierende Wunden, da sie eine hohe Aufnahmefähigkeit für Wundsekrete haben.

4. **Hydrokolloide**: Halten die Wunde feucht und schaffen ein geschlossenes Milieu, das die Heilung fördern kann. Sie sind gut geeignet für nicht infizierte Wunden in der Granulations- oder Epithelisierungsphase.

Verbandswechsel und Häufigkeit Die Häufigkeit des Verbandswechsels richtet sich nach dem Zustand der Wunde und der Menge an Exsudat. Dabei ist auf sterile Bedingungen zu achten, um das Infektionsrisiko zu minimieren. Während des Wechsels sollte die Wunde gründlich inspiziert und auf Veränderungen untersucht werden.

Praxis-Tipp
Erstellen Sie ein Protokoll für die Wundversorgung, das den Heilungsverlauf, Veränderungen im Zustand der Wunde sowie die verwendeten Materialien und Techniken dokumentiert. Ein

strukturiertes Protokoll bietet Übersicht und erleichtert die Nachvollziehbarkeit für das gesamte Pflegeteam.

8.3 Schmerzmanagement und Infektionsprävention

Chronische Wunden gehen häufig mit Schmerzen und einem erhöhten Infektionsrisiko einher. Schmerzmanagement und Infektionsprävention sind daher wesentliche Bestandteile der Pflege, um die Lebensqualität der Patienten zu erhalten und Komplikationen zu vermeiden.

Schmerzmanagement bei Wundpflege

1. **Lokale Schmerztherapie**: Zur direkten Schmerzlinderung können lokal wirkende Schmerzmittel, wie beispielsweise Salben mit Lidocain, eingesetzt werden.

2. **Medikamentöse Schmerztherapie**: Falls nötig, können Schmerzmittel wie Paracetamol oder Ibuprofen verabreicht werden, um den allgemeinen Schmerzpegel zu senken.

3. **Atemtechniken und Ablenkung**: Diese nicht-medikamentösen Ansätze können vor allem bei schmerzhaften Verbandswechseln hilfreich sein und dem Patienten helfen, sich zu entspannen.

Infektionsprävention

- **Sterile Arbeitsweise**: Sterile Handschuhe, sterile Materialien und antiseptische Lösungen sind Pflicht, um die Keimbelastung zu minimieren.

- **Regelmäßige Inspektion**: Kontrollieren Sie die Wunde bei jedem Verbandswechsel auf Anzeichen einer Infektion, wie Rötungen, Schwellungen oder unangenehmen Geruch.
- **Schutz der Wunde**: Ein gutsitzender Verband schützt die Wunde vor äußeren Verunreinigungen und Keimen.

Praxis-Tipp
Bereiten Sie die Patienten auf den Verbandwechsel vor, indem Sie das Vorgehen erklären und mit einfühlsamen Worten beruhigen. Ein stressfreier Verbandwechsel kann dazu beitragen, den Schmerz für den Patienten zu minimieren und das Vertrauen zu stärken.

8.4 Fallbeispiel und Praxistipps

Fallbeispiel
Herr Braun, 67 Jahre alt, hat seit mehreren Monaten ein offenes Bein aufgrund einer venösen Insuffizienz. Er leidet an starken Schmerzen und die Wunde weist Anzeichen einer leichten Infektion auf. Trotz regelmäßiger Wundversorgung verschlechtert sich der Zustand der Wunde. Herr Braun ist zunehmend frustriert und verliert das Vertrauen in die Heilung.

Lösung
Die Pflegekraft erstellt einen angepassten Wundpflegeplan, der speziell auf die Bedürfnisse von Herrn Braun eingeht:

1. **Wundreinigung und Debridement**: Die Wunde wird mit einer antiseptischen Lösung gereinigt und die Wundränder werden von abgestorbenem Gewebe befreit.

2. **Anwendung eines Hydrogel-Verbands**: Ein Hydrogel-Verband wird verwendet, um die Wunde feucht zu halten und die Schmerzen zu lindern.

3. **Schmerzmanagement**: Herr Braun erhält vor dem Verbandwechsel ein leichtes Schmerzmittel und wird über Atemtechniken zur Entspannung während des Wechsels informiert.

4. **Aufklärung und Kommunikation**: Die Pflegekraft erklärt ihm den Verlauf und die Ziele der Behandlung. Durch die regelmäßige Kommunikation gewinnt Herr Braun wieder Vertrauen in die Behandlung.

Nach einigen Wochen zeigt die Wunde eine Verbesserung und die Schmerzen haben abgenommen. Herr Braun fühlt sich sicherer und besser über die Behandlung informiert.

Praxistipps

1. **Regelmäßige Wundkontrolle**: Inspizieren Sie die Wunde bei jedem Verbandswechsel auf mögliche Infektionsanzeichen und dokumentieren Sie Veränderungen.

2. **Individuelles Schmerzmanagement**: Beziehen Sie den Patienten in die Schmerzbewältigung ein und bieten Sie individuelle Ansätze, die für ihn am angenehmsten sind.

3. **Pflegekonzept anpassen**: Bei schlechter Heilung oder zunehmenden Schmerzen sollten die Methoden zur Wundbehandlung neu evaluiert und angepasst werden.

4. **Kommunikation fördern**: Halten Sie die Patienten über den Heilungsverlauf auf dem Laufenden, um Ängste zu nehmen und die Compliance zu fördern.

Zusammenfassung von Kapitel 8: Pflege von Menschen mit chronischen Wunden

Die Pflege chronischer Wunden erfordert eine individuelle, sorgfältige und strukturierte Vorgehensweise. Durch gezielte Wundreinigung, eine passende Wundversorgung und ein effektives Schmerz- und Infektionsmanagement kann das Pflegepersonal den Heilungsprozess fördern und die Lebensqualität der Betroffenen verbessern. Transparente Kommunikation und eine empathische Pflege schaffen Vertrauen und motivieren den Patienten, aktiv an seiner Heilung mitzuwirken.

Kapitel 9: Beziehungsgestaltung in der Pflege von Menschen mit Demenz

9.1 Demenz und ihre Auswirkungen auf die Beziehungsgestaltung

Demenz ist eine fortschreitende, neurodegenerative Erkrankung, die das Gedächtnis, die Orientierung und das Verhalten beeinflusst. Menschen mit Demenz haben zunehmend Schwierigkeiten, ihre Umwelt zu verstehen und sich verbal auszudrücken. Diese Veränderungen stellen besondere Anforderungen an die Beziehungsgestaltung, da herkömmliche Kommunikationsmethoden oft nicht mehr greifen.

Kognitive und emotionale Veränderungen

- **Gedächtnisverlust**: Patienten vergessen häufig Namen, Gesichter oder Abläufe und können in der Vergangenheit leben oder Vertrautes nicht mehr erkennen.

- **Verwirrtheit und Orientierungslosigkeit**: Betroffene verlieren die Orientierung in Zeit und Raum und können alltägliche Situationen nicht mehr richtig einordnen.

- **Emotionale Sensibilität**: Menschen mit Demenz reagieren oft besonders empfindlich auf emotionale Stimmungen und nonverbale Signale, die sie intensiv wahrnehmen.

Herausforderungen in der Beziehungsgestaltung

Pflegekräfte müssen darauf achten, eine vertrauensvolle Atmosphäre zu schaffen, die dem Patienten Sicherheit und Geborgenheit vermittelt. Empathie, Geduld und eine angepasste Kommunikation sind wesentlich, um die Beziehung zu pflegen und Konflikten vorzubeugen.

Praxis-Tipp

Nehmen Sie sich die Zeit, jeden Patienten individuell kennenzulernen und mehr über seine Lebensgeschichte, Interessen und Vorlieben zu erfahren. Diese Informationen helfen, eine Verbindung herzustellen und auf vertraute Erinnerungen aufzubauen.

9.2 Kommunikationsstrategien in der Pflege von Menschen mit Demenz

Die Kommunikation mit Menschen mit Demenz erfordert besondere Strategien, da das Sprachverständnis und die Fähigkeit zur verbalen Ausdrucksweise oft eingeschränkt sind. Dabei spielt die nonverbale Kommunikation eine zentrale Rolle, da Gesten, Mimik und Körperhaltung besser wahrgenommen werden als Worte.

Verbale Kommunikationsstrategien

1. **Einfache Sprache verwenden**: Verwenden Sie kurze, klare Sätze und vermeiden Sie Fachbegriffe oder komplizierte Erklärungen.

2. **Fragen positiv formulieren**: Statt „Warum möchten Sie sich nicht anziehen?" könnte man sagen: „Möchten wir jetzt Ihre Kleidung anziehen?" Positive, geschlossene Fragen sind leichter zu verstehen.

3. **Wiederholen und bestätigen**: Wiederholen Sie Informationen geduldig und bestätigen Sie die Aussagen des Patienten, um ihm Sicherheit zu geben und Missverständnisse zu vermeiden.

Nonverbale Kommunikationsstrategien

1. **Blickkontakt herstellen**: Blickkontakt signalisiert Interesse und Zugewandtheit. Menschen mit Demenz fühlen sich dadurch gesehen und wertgeschätzt.

2. **Lächeln und Freundlichkeit**: Ein freundliches Lächeln und eine offene Körperhaltung schaffen Vertrauen und eine entspannte Atmosphäre.

3. **Berührung einsetzen**: Sanfte, respektvolle Berührungen an der Schulter oder Hand vermitteln Wärme und Geborgenheit, besonders in Situationen, die Unruhe auslösen.

Kommunikation in herausfordernden Situationen Bei herausforderndem Verhalten wie Aggression oder Verweigerung sollte die Kommunikation ruhig und deeskalierend erfolgen. Pflegerische Handlungen werden langsam und deutlich angekündigt, und der Patient wird zur Mitarbeit eingeladen, um das Gefühl von Kontrolle und Sicherheit zu geben.

Praxis-Tipp

Passen Sie Ihre Mimik und Körperhaltung stets an die Situation an. Ein ruhiges, sicheres Auftreten wirkt deeskalierend und gibt dem Patienten das Gefühl, in guten Händen zu sein.

9.3 Beziehungsgestaltung durch Biographiearbeit und Alltagserfahrungen

Die Biographiearbeit spielt eine zentrale Rolle in der Pflege von Menschen mit Demenz. Das Einbeziehen von Elementen aus der Lebensgeschichte des Patienten schafft Vertrautheit und unterstützt die Erinnerungsfähigkeit. Diese Form der Beziehungsgestaltung hilft dem Patienten, sich in der Pflegeumgebung wohlzufühlen und ein Gefühl der Identität zu bewahren.

Biographiearbeit als Kommunikationsmittel

1. **Lebensgeschichte und Interessen**: Informationen zur Vergangenheit des Patienten – wie Hobbys, Beruf oder wichtige Erlebnisse – helfen, Gesprächsaufhänger zu finden und ein Gefühl von Vertrautheit zu schaffen.

2. **Familienfotos und Erinnerungsgegenstände**: Gegenstände aus der Vergangenheit, wie Fotos oder Lieblingsobjekte, können das Langzeitgedächtnis anregen und zu positiven Reaktionen führen.

3. **Vertraute Rituale und Routinen**: Durch die Integration bekannter Tagesabläufe, wie das morgendliche Zeitunglesen oder das gemeinsame Kaffee trinken, wird dem Patienten Sicherheit und Struktur vermittelt.

Integration von Alltagsaktivitäten wie das Falten von Wäsche, das gemeinsame Kochen oder das Gießen von Blumen schaffen einen vertrauten Rahmen und vermitteln den Patienten das Gefühl, nützlich und eingebunden zu sein. Diese Aktivitäten fördern die kognitive Stimulation und geben dem Patienten das Gefühl, Teil eines sozialen Miteinanders zu sein.

Praxis-Tipp
Erstellen Sie ein biografisches Profil für jeden Patienten und ergänzen Sie es regelmäßig mit neuen Erkenntnissen. Dieses Profil hilft dem gesamten Pflegeteam, besser auf den Patienten einzugehen und ihn individuell zu betreuen.

9.4 Umgang mit herausforderndem Verhalten

Herausforderndes Verhalten wie Unruhe, Aggression, Rückzug oder Verweigerung sind häufige Begleiterscheinungen bei Demenz und stellen für Pflegekräfte oft eine besondere Belastung dar. Einfühlsame Kommunikation und ein gezieltes Eingehen auf die Bedürfnisse des Patienten sind wichtig, um Konflikte zu vermeiden und den Pflegealltag zu erleichtern.

Häufige Ursachen für herausforderndes Verhalten

- **Schmerz oder Unbehagen**: Patienten können körperliche Beschwerden nicht immer artikulieren, was zu Unruhe und Gereiztheit führt.

- **Überforderung und Reizüberflutung**: Neue, hektische oder laute Umgebungen können zu Verwirrung und Angst führen.

- **Kommunikationsbarrieren**: Frustration über die eingeschränkte Sprachfähigkeit führt oft zu Aggression oder Rückzug.

Strategien zur Deeskalation

1. **Ursachen erkennen**: Achten Sie auf körperliche Beschwerden oder Umweltfaktoren, die Unbehagen auslösen könnten. Erfragen Sie, ob der Patient Schmerzen hat oder sich unwohl fühlt.

2. **Reizreduktion**: Eine ruhige, ablenkungsarme Umgebung schafft Sicherheit. Laute Geräusche, Hektik und zu viele Reize sollten vermieden werden.

3. **Achtsames Zuhören und Spiegeln**: Wenn ein Patient unruhig ist oder sich verweigert, spiegeln Sie seine Emotionen wider und bestätigen Sie sein Erleben: „Ich sehe, dass Sie unruhig sind. Möchten Sie, dass wir gemeinsam an einen ruhigen Ort gehen?"

Beruhigende Techniken

- **Atemübungen und beruhigende Handlungen**: Langsames, gemeinsames Atmen oder einfache Handlungen wie das Streichen über die Hände beruhigen viele Patienten.

- **Ablenkung mit positiven Erinnerungen**: Geschichten oder Themen, die positive Erinnerungen wecken, helfen, den Fokus umzulenken und die Stimmung aufzuhellen.

Praxis-Tipp

Bleiben Sie in herausfordernden Situationen ruhig und achten Sie darauf, dem Patienten Raum zu geben, um seine Gefühle auszudrücken. Ein respektvolles und wertschätzendes Verhalten hilft, Konflikte zu vermeiden.

9.5 Fallbeispiel und Praxistipps

Fallbeispiel

Frau Schneider, 84 Jahre alt, lebt seit einigen Monaten in einer Pflegeeinrichtung und leidet an Demenz. Sie wird häufig unruhig und sucht immer wieder nach ihrer „verlorenen" Tasche, die für sie einen hohen emotionalen Wert hat. Wenn sie ihre Tasche nicht findet, reagiert sie gereizt und wird laut, was die Pflegekräfte vor eine Herausforderung stellt.

Lösung

Die Pflegekraft geht gezielt auf die Bedürfnisse und die innere Unruhe von Frau Schneider ein:

1. **Verständnis zeigen**: Die Pflegekraft spricht ruhig mit Frau Schneider und erklärt, dass sie bei der Suche nach der Tasche helfen wird.

2. **Beruhigende Gespräche und Ablenkung**: Während der Suche lenkt die Pflegekraft das Gespräch auf positive Erlebnisse aus Frau Schneiders Vergangenheit. Dabei erinnert sie an Ereignisse, die Frau Schneider Freude bereiten.

3. **Biografische Erinnerung**: Die Pflegekraft bringt ein ähnliches Accessoire oder eine Tasche, die Frau Schneider anspricht, und erklärt, dass sie sicher aufbewahrt wird.

Durch die ruhige, einfühlsame Vorgehensweise entspannt sich Frau Schneider und fühlt sich verstanden. Die Tasche wird regelmäßig in ihrer Nähe platziert, um ähnliche Situationen zu vermeiden.

Praxistipps

1. **Routine und Rituale pflegen**: Feste Routinen und kleine Rituale, die sich an den Vorlieben des Patienten orientieren, vermitteln ihm Vertrautheit und Sicherheit.

2. **Positive Ansprache verwenden**: Verwenden Sie Worte, die den Patienten beruhigen und Vertrauen schaffen, anstatt negative Formulierungen wie „Nicht so laut sein!".

3. **Nonverbale Techniken nutzen**: Ein sanftes Lächeln, Blickkontakt und eine ruhige Körperhaltung fördern die Beziehung und wirken deeskalierend.

4. **Geduld und Verständnis zeigen**: Menschen mit Demenz brauchen oft länger, um Informationen zu verarbeiten. Geben Sie dem Patienten Raum und seien Sie geduldig, auch in herausfordernden Situationen.

Zusammenfassung von Kapitel 9: Beziehungsgestaltung in der Pflege von Menschen mit Demenz

Die Beziehungsgestaltung in der Pflege von Menschen mit Demenz erfordert Geduld, Einfühlungsvermögen und eine sorgfältige Kommunikation. Eine verständnisvolle, respektvolle und positive Herangehensweise stärkt das Vertrauen und schafft eine sichere Atmosphäre. Durch biografische Ansätze, nonverbale Kommunikation und gezielte Strategien zur Deeskalation können Pflegekräfte dazu beitragen, das Wohlbefinden der Patienten zu fördern und den Pflegealltag für alle Beteiligten zu erleichtern.

Kapitel 10: Umsetzung der Expertenstandards in der Pflegepraxis

10.1 Die Bedeutung der Expertenstandards für die Pflegequalität

Expertenstandards spielen eine zentrale Rolle in der Pflegepraxis, da sie auf evidenzbasierten Empfehlungen basieren und durch ihre klare Struktur die Pflegequalität erhöhen. Sie dienen als verbindliche Richtlinien, die sicherstellen, dass Pflegehandlungen auf dem neuesten Stand der Wissenschaft basieren und flächendeckend eine hohe Versorgungsqualität gewährleisten.

Vorteile der Expertenstandards in der Pflege

1. **Qualitätssicherung und -steigerung**: Standards sichern eine einheitliche Pflegequalität und schaffen eine Grundlage für die kontinuierliche Verbesserung der Pflege.

2. **Verlässlichkeit und Sicherheit**: Durch die einheitliche Anwendung der Standards haben Pflegekräfte klare Anleitungen, was zu einer sicheren und strukturierten Arbeitsweise führt.

3. **Nachweis der Pflegequalität**: Durch die Dokumentation und Nachvollziehbarkeit der durchgeführten Maßnahmen bieten Expertenstandards eine Grundlage für die externe Qualitätssicherung.

Herausforderungen bei der Umsetzung

- **Komplexität der Pflegepraxis**: Pflegekräfte müssen die Standards in vielfältigen Situationen und bei individuellen Patienten anwenden, was eine flexible und zugleich zielgerichtete Anpassung der Richtlinien erfordert.

- **Zeitdruck und Ressourcenmangel:** Der hohe Zeitdruck und die knappen personellen Ressourcen in Pflegeeinrichtungen können die konsequente Anwendung der Standards erschweren.

Praxis-Tipp
Machen Sie sich die Vorteile der Standards bewusst und verdeutlichen Sie diese auch dem gesamten Team. Ein gemeinsames Verständnis der Bedeutung von Standards erhöht die Bereitschaft, diese im Alltag anzuwenden.

10.2 Schritte zur Implementierung der Expertenstandards

Die erfolgreiche Implementierung von Expertenstandards in der Pflegepraxis erfordert ein systematisches Vorgehen, das alle Pflegekräfte in den Prozess einbindet. Hier sind die wichtigsten Schritte zur Umsetzung.

Schritt 1: Analyse des Ist-Zustands Bevor die Standards eingeführt werden, ist es sinnvoll, den aktuellen Stand der pflegerischen Prozesse zu analysieren. Dabei wird ermittelt, welche Maßnahmen bereits standardisiert ablaufen und wo Verbesserungsbedarf besteht. Eine solche Bestandsaufnahme kann durch interne Audits oder eine Analyse der Pflegedokumentation erfolgen.

Schritt 2: Zielsetzung und Planung In Zusammenarbeit mit der Pflegedienstleitung und dem Pflegeteam werden klare Ziele für die Umsetzung der Standards festgelegt. Dazu gehört beispielsweise das Ziel, bestimmte Risikofaktoren wie Sturz- und Dekubitusrisiken systematisch zu minimieren. Ein detaillierter Umsetzungsplan hilft, diese Ziele strukturiert anzugehen.

Schritt 3: Schulung und Sensibilisierung des Teams Eine fundierte Schulung des gesamten Teams ist entscheidend, um die Inhalte und Bedeutung der Standards zu vermitteln. Schulungen können interne Fortbildungen, externe Seminare oder E-Learning-Module umfassen. Wichtige Themen sollten dabei umfassen:

- Die theoretischen Grundlagen und Ziele der Standards
- Praktische Anwendungsbeispiele
- Fallbesprechungen zur Veranschaulichung der Umsetzung

Schritt 4: Erstellung von Checklisten und Arbeitsanleitungen Praktische Hilfsmittel wie Checklisten und standardisierte Anleitungen helfen, die Expertenstandards in den Pflegealltag zu integrieren und erleichtern die Anwendung. Checklisten für die tägliche Pflege, Wundversorgung oder Sturzprophylaxe sorgen dafür, dass alle Schritte systematisch durchgeführt und dokumentiert werden.

Schritt 5: Integration in den Pflegealltag Die Standards müssen fest in den Pflegealltag eingebunden werden. Pflegekräfte sollten dazu ermutigt werden, die Standards in ihrer täglichen Arbeit regelmäßig anzuwenden und auch Vorschläge zur Anpassung und Verbesserung der Umsetzungsprozesse einzubringen.

Schritt 6: Dokumentation und Evaluation Eine regelmäßige Dokumentation und Evaluation der Maßnahmen stellt sicher, dass die Expertenstandards konsequent umgesetzt werden und langfristig die gewünschten Qualitätsverbesserungen erreicht werden. Dazu gehört die Überprüfung der Einhaltung von Standards in internen Qualitätssicherungsrunden.

Praxis-Tipp
Erstellen Sie eine Übersicht über alle Schritte und dokumentieren Sie die Fortschritte. Eine visuelle Darstellung, beispielsweise als Poster im Teamzimmer, schafft Transparenz und motiviert das Team zur aktiven Mitarbeit.

10.3 Herausforderungen und Lösungen bei der Umsetzung

Die Umsetzung der Expertenstandards bringt auch Herausforderungen mit sich, die jedoch durch gezielte Strategien und einen offenen Austausch im Team erfolgreich bewältigt werden können.

Herausforderung 1: Zeitmangel und Arbeitsbelastung
Pflegekräfte sind im Alltag oft hohem Zeitdruck und vielfältigen Aufgaben ausgesetzt. Die Einhaltung zusätzlicher Standards kann daher zunächst als zusätzliche Belastung empfunden werden.

Lösungsansätze

- **Arbeitsteilung und klare Aufgabenverteilung**: Klare Zuständigkeiten und die Aufteilung von Aufgaben innerhalb des Teams können die Arbeitslast verringern.

- **Effiziente Nutzung von Checklisten**: Gut strukturierte Checklisten sparen Zeit und geben Pflegekräften die Möglichkeit, die wichtigsten Maßnahmen sicher und schnell umzusetzen.

Herausforderung 2: Widerstand gegen Veränderungen können Unsicherheiten hervorrufen und zu Widerständen führen, insbesondere wenn Pflegekräfte die Standards als bürokratisch oder schwierig umsetzbar empfinden.

Lösungsansätze

- **Partizipative Einbindung des Teams**: Wenn Pflegekräfte aktiv an der Umsetzung der Standards beteiligt werden, fühlen sie sich eher motiviert und ernst genommen.

- **Feedbackrunden und Supervisionen**: Regelmäßige Besprechungen, in denen die Pflegekräfte Feedback geben können, fördern die Akzeptanz und bieten Raum für Anpassungen.

Herausforderung 3: Fehlende Schulungen und Ressourcen Unzureichende Fortbildungsangebote oder fehlendes Wissen über die Umsetzung können die Anwendung der Standards erschweren.

Lösungsansätze

- **Interne Schulungen und Wissenstransfer**: Pflegekräfte mit speziellen Kenntnissen können Schulungen innerhalb des Teams durchführen und so den Wissenstransfer fördern.

- **Einsatz von E-Learning-Plattformen**: E-Learning-Plattformen ermöglichen flexible Lernzeiten und fördern die kontinuierliche Weiterbildung.

Praxis-Tipp
Nutzen Sie regelmäßige Teambesprechungen, um Herausforderungen bei der Umsetzung zu thematisieren und gemeinsam Lösungen zu erarbeiten. Ein offener Austausch fördert die Akzeptanz und die Bereitschaft, Veränderungen anzunehmen.

10.4 Fallbeispiel und Praxistipps

Fallbeispiel
In einer Pflegeeinrichtung zeigt die Evaluation, dass die Dokumentation der Sturzprophylaxe nicht immer vollständig ist und dadurch wichtige Sicherheitsmaßnahmen vernachlässigt werden. Das Pflegeteam wird mit dem Problem konfrontiert und gemeinsam wird beschlossen, den Expertenstandard zur Sturzprophylaxe systematischer umzusetzen.

Lösung
Ein Umsetzungsplan für den Expertenstandard wird entwickelt:

1. **Erstellung einer Checkliste**: Eine Checkliste zur Sturzprophylaxe wird für jeden Patienten erstellt und in die Pflegedokumentation integriert.

2. **Schulung des Teams**: Das Team wird im Umgang mit der Checkliste geschult und auf die Bedeutung der Sturzprophylaxe hingewiesen.

3. **Regelmäßige Kontrollen**: Die Einhaltung der Maßnahmen wird im Rahmen von Qualitätssicherungsbesprechungen regelmäßig überprüft.

Durch die systematische Anwendung der Checkliste konnte die Sturzrate innerhalb weniger Monate gesenkt und die Patientensicherheit erhöht werden.

Praxistipps

1. **Standards in kleinen Schritten implementieren**: Starten Sie die Umsetzung eines Standards schrittweise und machen Sie sich mit einzelnen Aspekten vertraut, bevor Sie das gesamte Team einbinden.

2. **Regelmäßige Reflexion und Anpassung**: Überprüfen Sie regelmäßig, ob die Standards praxistauglich umgesetzt werden können und nehmen Sie bei Bedarf Anpassungen vor.

3. **Motivation durch Erfolgsberichte**: Positive Ergebnisse und Erfolge bei der Umsetzung der Standards sollten im Team besprochen und gefeiert werden, um die Motivation aufrechtzuerhalten.

4. **Verantwortlichkeiten festlegen**: Verteilen Sie Verantwortlichkeiten zur Einhaltung der Standards auf mehrere Teammitglieder, um die Last zu verteilen und alle Pflegekräfte einzubinden.

Zusammenfassung von Kapitel 10: Umsetzung der Expertenstandards in der Pflegepraxis

Die Implementierung von Expertenstandards in der Pflegepraxis ist ein kontinuierlicher Prozess, der gezielte Planung, Schulung und regelmäßige Evaluation erfordert. Die

Herausforderungen, die bei der Umsetzung auftreten können, lassen sich durch eine strukturierte Vorgehensweise, klare Kommunikation und eine partizipative Teamarbeit erfolgreich bewältigen. Standards zu implementieren, bedeutet nicht nur eine Steigerung der Pflegequalität, sondern bietet Pflegekräften auch eine strukturierte Orientierung und Sicherheit im Pflegealltag.

Kapitel 11: Kontinuierliche Verbesserung und Zukunftsaussichten in der Pflege

11.1 Die Bedeutung der kontinuierlichen Qualitätsverbesserung

Pflege ist ein Berufsfeld, das sich kontinuierlich weiterentwickelt. Gesetzliche Vorgaben, pflegewissenschaftliche Erkenntnisse und der medizinische Fortschritt führen dazu, dass Qualitätsstandards und Methoden regelmäßig angepasst werden müssen. Diese kontinuierliche Verbesserung ist entscheidend, um die Lebensqualität und Sicherheit pflegebedürftiger Menschen zu gewährleisten und das berufliche Selbstverständnis der Pflegekräfte zu stärken.

Warum ist die kontinuierliche Verbesserung so wichtig?

1. **Anpassung an neue Anforderungen**: In der Pflege werden ständig neue Techniken, Technologien und Behandlungsansätze entwickelt. Eine kontinuierliche Verbesserung stellt sicher, dass die Pflegepraxis an die neuesten wissenschaftlichen und medizinischen Erkenntnisse angepasst wird.

2. **Förderung der Patientenzufriedenheit**: Durch die Implementierung verbesserter Methoden und Standards

können Pflegekräfte besser auf individuelle Bedürfnisse eingehen, was die Patientenzufriedenheit steigert.

3. **Ressourcenoptimierung und Effizienzsteigerung**: Die Verbesserung von Arbeitsprozessen erhöht die Effizienz und hilft, Ressourcen, wie Zeit und Material, sinnvoller zu nutzen.

4. **Verbesserung der Arbeitszufriedenheit**: Wenn Pflegekräfte in einem Umfeld arbeiten, das kontinuierlich an der eigenen Verbesserung und an hoher Pflegequalität arbeitet, fühlen sie sich wertgeschätzt und besser unterstützt.

Die Rolle der Pflegekräfte in der Qualitätsverbesserung

Pflegekräfte sind der direkte Kontaktpunkt zum Patienten und haben daher einzigartige Einblicke in die Pflegeprozesse. Ihr Erfahrungswissen und ihre Rückmeldungen sind essenziell für die Qualitätsverbesserung, da sie wertvolle Hinweise darauf liefern, wie Pflegeprozesse optimiert werden können. Pflegekräfte sollten aktiv ermutigt werden, an diesem Prozess mitzuwirken.

Praxis-Tipp

Schaffen Sie eine Kultur des offenen Feedbacks, in der Pflegekräfte regelmäßig Verbesserungsvorschläge einbringen können. Ein einfach zugänglicher „Feedback-Kasten" oder regelmäßige Team-Meetings fördern die Beteiligung und die Verantwortungsübernahme.

11.2 Methoden der Qualitätsüberprüfung und -sicherung

Zur kontinuierlichen Verbesserung der Pflegequalität gibt es eine Vielzahl von Methoden, die regelmäßig und systematisch angewendet werden sollten. Diese Methoden stellen sicher, dass die Pflegequalität sowohl intern als auch extern überprüft und optimiert wird.

Interne Audits Interne Audits sind regelmäßige Überprüfungen der Pflegeprozesse und -dokumentation durch die Einrichtung selbst. Ziel ist es, die Einhaltung der Pflegestandards zu kontrollieren und mögliche Schwachstellen zu identifizieren.

- **Durchführung**: Ein internes Audit wird in der Regel von einer Pflegekraft oder Leitungsperson durchgeführt, die die Dokumentation und die Pflegequalität anhand von festgelegten Kriterien überprüft.

- **Ergebnisse**: Nach dem Audit wird ein Bericht erstellt, in dem Verbesserungspotenziale aufgezeigt werden. Auf Basis der Ergebnisse können gezielte Schulungen oder Prozessanpassungen erfolgen.

Qualitätszirkel Ein Qualitätszirkel ist eine kleine Arbeitsgruppe von Pflegekräften, die sich regelmäßig trifft, um gezielte Fragestellungen zur Qualitätsverbesserung zu besprechen. Themen können unter anderem die Wundversorgung, Dekubitusprophylaxe oder der Umgang mit herausforderndem Verhalten sein.

- **Ziel**: Qualitätszirkel fördern die Teambildung und geben Pflegekräften die Möglichkeit, Erfahrungen auszutauschen und gemeinsam Lösungen zu entwickeln.

- **Vorteile**: Qualitätszirkel haben den Vorteil, dass die Beteiligten aktiv zur Qualitätsverbesserung beitragen und durch den Austausch voneinander lernen.

Pflegevisiten sind Begehungen durch die Pflegedienstleitung oder Stationsleitung, bei denen die Pflegeprozesse am Patientenbett überprüft werden. Pflegekräfte und Leitungskräfte besprechen dabei die laufende Versorgung und führen gemeinsame Beurteilungen der Pflegequalität durch.

- **Schwerpunkt**: Bei Pflegevisiten liegt der Fokus auf der praktischen Umsetzung der Standards und der Interaktion mit den Patienten. Sie bieten die Möglichkeit, direkte Rückmeldungen zur Pflegesituation zu geben.

- **Anpassungen**: Ergebnisse der Visiten können direkt in Anpassungen des Pflegeplans oder der Pflegeprozesse einfließen.

Beschwerdemanagement Ein effektives Beschwerdemanagement-System ist ein wesentlicher Bestandteil der Qualitätssicherung. Beschwerden von Patienten und Angehörigen sollten als wertvolle Hinweise betrachtet werden, um die Pflegequalität zu verbessern.

- **Strukturierter Prozess**: Beschwerden sollten ernst genommen und systematisch bearbeitet werden. Jeder Beschwerde sollte ein festgelegter Bearbeitungsprozess folgen, der die Rückmeldung dokumentiert und auf Basis der gewonnenen Erkenntnisse Verbesserungen ermöglicht.

- **Lernprozess**: Jede Beschwerde ist eine Möglichkeit, auf mögliche Lücken in den Pflegeprozessen hinzuweisen und daraus zu lernen.

Praxis-Tipp
Führen Sie regelmäßige Besprechungen zur Auswertung der Audits und Pflegevisiten durch, in denen das gesamte Team informiert wird. Das schafft Transparenz und hilft, gemeinsame Qualitätsziele zu verfolgen.

11.3 Fort- und Weiterbildungen als Schlüssel zur Qualitätsverbesserung

Um langfristig hohe Pflegequalität sicherzustellen, sind regelmäßige Fort- und Weiterbildungen essenziell. Pflegekräfte können so neue Erkenntnisse und Techniken erlernen, die sie direkt in der Praxis anwenden.

Pflichtfortbildungen für alle Pflegekräfte
Pflichtfortbildungen stellen sicher, dass alle Pflegekräfte einheitliches Wissen über grundlegende Pflegestandards besitzen und die gesetzlichen Anforderungen erfüllt werden. Sie beinhalten unter anderem:

- Grundlagen der Wundversorgung und Dekubitusprophylaxe
- Schmerzmanagement und Sturzprophylaxe
- Kommunikationsmethoden in der Demenzpflege

Fachliche Spezialisierung und Zusatzqualifikationen
Pflegekräfte, die sich für spezielle Themen wie Wundmanagement, Schmerztherapie oder geriatrische Pflege interessieren, können durch spezifische Qualifikationen als Fachkraft im Team fungieren und dieses Wissen weitergeben.

- **Vorteil für die Einrichtung**: Fachlich spezialisierte Pflegekräfte können die Pflegequalität in bestimmten Bereichen gezielt steigern und als Ansprechpartner für das Team fungieren.

- **Teamvorteil**: Durch interne Schulungen der Spezialisten profitieren auch alle anderen Pflegekräfte und können ihre Fähigkeiten verbessern.

Digitale Fortbildungsangebote und E-Learning E-Learning-Plattformen ermöglichen eine flexible Weiterbildung und bieten den Vorteil, dass Pflegekräfte sich zeit- und ortsunabhängig fortbilden können. Digitale Lernplattformen enthalten oft Module zu verschiedenen pflegerischen Themen und bieten Tests zur Überprüfung des Wissens.

- **Flexibilität**: Besonders in Zeiten hoher Arbeitsbelastung ist E-Learning eine ideale Methode, um kontinuierlich Wissen zu erweitern.
- **Anpassungsfähigkeit**: Digitale Kurse können an die individuellen Lernbedürfnisse angepasst werden, was die Lernmotivation steigert.

Praxis-Tipp
Erstellen Sie einen Fortbildungsplan für jede Pflegekraft und setzen Sie auf regelmäßige Schulungen, um die Anwendung der Standards aufzufrischen. Ein gut dokumentierter Fortbildungsplan schafft zudem einen Überblick über die Qualifikationen des Teams und zeigt Weiterentwicklungsbedarf auf.

11.4 Zukunftsaussichten und Innovationen in der Pflege

Die Pflege wird in Zukunft durch den Einsatz neuer Technologien und innovativer Konzepte transformiert. Der demografische Wandel und die Zunahme an chronischen Krankheiten verlangen nach neuen Ansätzen, um die Pflegebedürftigen optimal zu versorgen und die Belastung für das Pflegepersonal zu reduzieren.

Digitalisierung und technische Hilfsmittel Die Digitalisierung eröffnet neue Möglichkeiten, um die Pflege effizienter und sicherer zu gestalten:

- **Elektronische Pflegedokumentation**: Eine digitale Dokumentation ermöglicht eine effizientere, nachvollziehbare Erfassung der Pflegeprozesse, erleichtert die Nachvollziehbarkeit und spart Zeit.

- **Telemedizin und digitale Pflegeanwendungen**: Pflegekräfte können mit Hilfe von Tablets oder Smartphones medizinische Daten erfassen und in Echtzeit mit Ärzten oder Spezialisten teilen. So lassen sich zeitnahe Entscheidungen treffen.

- **Sensortechnologie und Smart-Home-Lösungen**: Sensoren können Stürze erkennen, das Bett überwachen oder automatisch Notfallbenachrichtigungen auslösen. Diese Systeme erhöhen die Sicherheit und helfen Pflegekräften, schnell zu reagieren.

Robotik und assistive Technologien Roboter und assistive Geräte könnten in Zukunft zunehmend bei der Mobilisation und Unterstützung von Pflegebedürftigen eingesetzt werden:

- **Pflege-Roboter**: Roboter können bei der Mobilisierung, beim Heben oder sogar bei einfachen Aufgaben wie der Essensausgabe helfen. Diese Unterstützung erleichtert die Arbeit und beugt Überlastung vor.

- **Virtuelle Assistenten**: Virtuelle Assistenten könnten Patienten an die Einnahme von Medikamenten erinnern oder einfache Fragen beantworten und so das Pflegepersonal entlasten.

Neue Konzepte in der Ausbildung und Mitarbeiterbindung
Die Einführung neuer Ausbildungsmethoden, wie das Simulationslernen, ermöglicht praxisnahes Training in einem geschützten Umfeld. Außerdem werden Arbeitsmodelle flexibler gestaltet, um die Zufriedenheit der Pflegekräfte zu erhöhen und die Arbeitsbedingungen zu verbessern.

Praxis-Tipp
Führen Sie eine Zukunftswerkstatt im Team durch, in der innovative Ideen zur Arbeitsorganisation und zur Nutzung von Technologien diskutiert werden. Ein gemeinsamer Austausch über neue Konzepte fördert die Offenheit gegenüber Innovationen und die Bereitschaft, neue Methoden in der Praxis zu erproben.

Zusammenfassung von Kapitel 11: Kontinuierliche Verbesserung und Zukunftsaussichten in der Pflege

Eine kontinuierliche Verbesserung und die Offenheit für neue Entwicklungen sind entscheidend für eine qualitativ hochwertige und zukunftsfähige Pflege. Die regelmäßige Überprüfung der Pflegequalität, die Nutzung moderner Technologien und innovative Arbeitsansätze sichern langfristig die Versorgungsqualität und entlasten das Pflegepersonal. Pflegekräfte und Leitungskräfte profitieren gleichermaßen von einem strukturierten Qualitätsmanagement und einer Kultur des Lernens und der Weiterentwicklung.

Zusammenfassung und Ausblick

Die Pflegebranche steht vor großen Herausforderungen und Entwicklungen, die das Berufsbild und die Versorgungsqualität nachhaltig prägen. Dieser Ratgeber hat Pflegekräfte und Leitungspersonal durch die wichtigsten Expertenstandards geführt und deren praktische Umsetzung in den Pflegealltag detailliert beschrieben. Die verschiedenen Kapitel, von der Sturz- und Dekubitusprophylaxe über Schmerz- und Ernährungsmanagement bis hin zur Beziehungsgestaltung bei Menschen mit Demenz, verdeutlichen die Bedeutung einer evidenzbasierten, qualitätsorientierten Pflegepraxis.

Zusammenfassung der Kernpunkte

1. **Expertenstandards als Basis der Pflegequalität**
   Die Expertenstandards bieten fundierte, wissenschaftlich geprüfte Handlungsrichtlinien, die Sicherheit und Qualität in der Pflege gewährleisten. Sie unterstützen Pflegekräfte darin, Entscheidungen auf einer soliden Grundlage zu treffen und Pflegehandlungen einheitlich und sicher durchzuführen.

2. **Umsetzung im Pflegealltag**
   Die praktische Umsetzung der Standards verlangt sowohl Fachkenntnisse als auch Geduld, Empathie und eine klare Organisation. Durch Checklisten, Schulungen, interne Qualitätszirkel und regelmäßige Pflegevisiten können die Standards effektiv in den Alltag integriert werden. Die Pflegekräfte tragen somit aktiv zur Verbesserung der Pflegequalität bei.

3. **Fortbildung und Anpassungsfähigkeit**
   Stetige Fort- und Weiterbildungen sichern, dass Pflegekräfte stets auf dem neuesten Stand der Pflegeforschung bleiben und mit neuen Methoden vertraut sind. Individuelle Weiterbildungsmöglichkeiten und digitale Lernangebote fördern die berufliche Entwicklung und steigern die Fachkompetenz des Teams.

4. **Technologischer Fortschritt und Zukunftsaussichten**
   Digitale Anwendungen, Robotik und Smart-Home-Technologien sind vielversprechende Ansätze, die sowohl die Sicherheit der Pflegebedürftigen als auch die Effizienz und Entlastung der Pflegekräfte steigern können. Eine offene Haltung gegenüber technischen Innovationen wird zukünftig eine immer größere Rolle in der Pflege spielen.

Ausblick: Die Zukunft der Pflege

In den kommenden Jahren wird die Pflegebranche weiter stark von Innovationen und sich verändernden Anforderungen geprägt sein. Der demografische Wandel, steigende Pflegebedarfe und Fachkräftemangel werden die Notwendigkeit für effiziente, innovative und qualitativ hochwertige Pflegeansätze verstärken. Hier einige zentrale Entwicklungen, die die Pflege zukünftig prägen werden:

1. **Digitalisierung und Telemedizin**
   Digitale Anwendungen zur Dokumentation, Telemedizin und die digitale Vernetzung mit anderen Fachdisziplinen werden die Kommunikation erleichtern und die Pflegeprozesse effizienter gestalten. Elektronische Patientenakten, Apps zur Symptomüberwachung und Fernbehandlungen könnten die Pflegestandards erweitern und entlasten.

2. **Personalisierte Pflege durch Biographiearbeit und individuelle Betreuung**
   Der Trend zur personalisierten Pflege wird weiter zunehmen. Menschen sollen nicht nur nach Standardprotokollen, sondern individuell nach ihren Bedürfnissen und Lebensgeschichten gepflegt werden.

Die Bedeutung von Biographiearbeit und individualisierten Pflegeplänen wird weiter steigen.

3. **Neue Ausbildungsmethoden und Kompetenzen**
Die Ausbildung und Fortbildung von Pflegekräften wird zunehmend praxisnah und digital unterstützt, etwa durch Simulationen und E-Learning-Module. Die Anforderungen an Pflegekräfte werden komplexer, was zu einer stärkeren Spezialisierung in der Pflege führen wird.

4. **Bedeutung von Selbstpflege und Prävention**
Selbstpflegekompetenzen der Pflegebedürftigen werden gestärkt und präventive Ansätze gefördert, um die Abhängigkeit von Pflegeleistungen zu verringern. Die Pflege wird zunehmend auch eine beratende Rolle einnehmen, um die Gesundheit von Pflegebedürftigen zu fördern und eine höhere Lebensqualität zu ermöglichen.

Abschließende Worte

Die kontinuierliche Weiterentwicklung und Qualitätssicherung in der Pflege sind essenziell, um den Bedürfnissen einer alternden Gesellschaft gerecht zu werden und die Würde und Lebensqualität der Pflegebedürftigen zu wahren. Dieser Ratgeber soll Pflegekräfte in ihrem anspruchsvollen Alltag unterstützen, ihnen Sicherheit in der Anwendung der Expertenstandards geben und ein Bewusstsein für die ständige Weiterentwicklung der Pflegequalität schaffen.

Möge dieser Leitfaden ein praktischer Begleiter sein, der Pflegekräfte dazu motiviert, jeden Tag mit einem hohen Qualitätsbewusstsein, Fachwissen und Menschlichkeit für die Pflegebedürftigen da zu sein.

Glossar der wichtigsten Begriffe

Assessment
Ein strukturiertes Verfahren zur Einschätzung des Gesundheits- und Pflegezustands eines Patienten. Es dient als Grundlage für die Pflegeplanung und die Ableitung individueller Pflegeziele.

Biographiearbeit
Ein Ansatz in der Pflege, bei dem die Lebensgeschichte, Interessen und Gewohnheiten einer Person in die Pflegeplanung einbezogen werden. Besonders wichtig bei der

Betreuung von Menschen mit Demenz, um Vertrauen zu schaffen und das Wohlbefinden zu fördern.

Dekubitus
Ein Druckgeschwür, das durch langanhaltenden Druck auf Haut und Gewebe entsteht. Besonders gefährdet sind bettlägerige oder mobilitätseingeschränkte Personen. Die Dekubitusprophylaxe umfasst Maßnahmen zur Druckentlastung und Hautpflege.

Demenz
Eine fortschreitende, neurodegenerative Erkrankung, die das Gedächtnis, die Orientierung und das Verhalten beeinträchtigt. Bei der Pflege von Menschen mit Demenz sind Einfühlungsvermögen und spezielle Kommunikationsstrategien entscheidend.

Evidenzbasierte Pflege
Ein Pflegeansatz, der auf wissenschaftlichen Erkenntnissen und bewährten Methoden basiert. Ziel ist es, pflegerische Entscheidungen auf aktuelle Forschung und fundierte Daten zu stützen.

Expertenstandards
Evidenzbasierte Richtlinien, die bestimmte pflegerische Handlungsfelder standardisieren und sichern sollen. Sie geben Pflegekräften klare Anweisungen, um eine hohe Qualität in der Pflegepraxis sicherzustellen.

Fallbeispiel
Ein praxisnahes Beispiel aus der Pflege, das eine typische Pflegesituation beschreibt. Fallbeispiele werden häufig zur Veranschaulichung von Theorie oder zur Schulung in der Pflegeausbildung genutzt.

Fortbildung
Schulung oder Weiterbildung für Pflegekräfte, um Fachwissen zu aktualisieren und neue Methoden zu erlernen. Regelmäßige Fortbildungen sichern die Pflegequalität und fördern die berufliche Entwicklung.

Harninkontinenz
Unkontrollierter Harnverlust, der bei älteren oder mobilitätseingeschränkten Menschen häufig vorkommt. Die

Förderung der Harnkontinenz umfasst Maßnahmen wie Blasentraining und den Einsatz von Hilfsmitteln.

Kontinenzförderung
Maßnahmen, die darauf abzielen, die Harn- und Stuhlkontrolle eines Patienten zu erhalten oder zu verbessern. Sie beinhalten Blasen- und Beckenbodentraining sowie Hilfsmittel zur Unterstützung.

Mangelernährung
Ein Zustand, in dem der Körper nicht ausreichend Nährstoffe erhält, was zu Gesundheitsproblemen führt. Ein

Ernährungsmanagement stellt sicher, dass die Patienten eine ausgewogene Ernährung erhalten, um Mangelerscheinungen zu vermeiden.

Mobilitätsförderung
Maßnahmen, die darauf abzielen, die Beweglichkeit und Selbstständigkeit von Pflegebedürftigen zu erhalten oder zu steigern. Dazu gehören Bewegungsübungen, der Einsatz von Gehhilfen und Mobilisationstechniken.

Nonverbale Kommunikation
Kommunikation ohne Worte, z. B. durch Mimik, Gestik, Körperhaltung und Berührungen. In der Pflege ist nonverbale Kommunikation wichtig, insbesondere bei Patienten mit Demenz, die sich verbal nur schwer ausdrücken können.

Pflegeaudit
Ein internes oder externes Prüfverfahren zur Sicherstellung der Pflegequalität. Im Rahmen eines Audits werden Pflegeprozesse und die Einhaltung von Standards überprüft, um Verbesserungsmöglichkeiten aufzuzeigen.

Pflegevisite
Ein gemeinsamer Besuch der Stations- oder Pflegedienstleitung am Patientenbett, bei dem die Pflegequalität und der Zustand des Patienten überprüft werden. Pflegevisiten fördern die Kommunikation und Transparenz im Pflegeteam.

Prophylaxe
Vorbeugende Maßnahmen zur Verhinderung bestimmter gesundheitlicher Risiken, z. B. Sturzprophylaxe oder Dekubitusprophylaxe. Diese Maßnahmen dienen der Prävention und dem Schutz des Patienten vor Komplikationen.

Qualitätssicherung
Systematische Maßnahmen, die sicherstellen, dass die Pflegequalität den festgelegten Standards entspricht. Dazu gehören Dokumentation, Audits, Schulungen und die kontinuierliche Verbesserung der Pflegeprozesse.

Schmerzassessment
Eine systematische Erfassung und Bewertung der Schmerzen eines Patienten, um geeignete Maßnahmen zur Schmerzlinderung zu planen. Hierbei werden Schmerzintensität, -ort, -art und -verlauf erfasst.

Sturzprophylaxe
Vorbeugende Maßnahmen zur Verringerung des Sturzrisikos, z. B. durch Bewegungstraining, sichere Umgebungsgestaltung und geeignete Hilfsmittel. Besonders relevant bei älteren oder mobilitätseingeschränkten Patienten.

Telemedizin
Eine Methode, die mithilfe von digitalen Technologien die Diagnose und Behandlung von Patienten über räumliche Entfernungen hinweg ermöglicht. In der Pflege kann Telemedizin zur Überwachung und Dokumentation eingesetzt werden.

Wundmanagement
Die professionelle Pflege und Behandlung von Wunden, insbesondere chronischen Wunden wie Dekubitus oder Ulcera. Ziel ist es, die Heilung zu fördern und Infektionen zu vermeiden.

Zukunftswerkstatt
Ein interaktives Treffen im Team, um über zukünftige Entwicklungen, Verbesserungen und innovative Ideen in der Pflege zu diskutieren. Eine Zukunftswerkstatt fördert die Offenheit gegenüber Veränderungen und Innovationen.

Literaturverzeichnis

1. **Deutsches Netzwerk für Qualitätsentwicklung in der Pflege (DNQP)**

2. **Bartholomeyczik, S., & Müller, M. (Hrsg.) (2018).** Pflegewissenschaft – eine Einführung. Stuttgart: Kohlhammer.

3. **Mayer, H. (2015).** Pflegediagnostik und Pflegeinterventionen: Ein Leitfaden für Pflegekräfte. München: Elsevier.

4. **Schwermann, H., & Wolf-Ostermann, K. (2020).** Pflege von Menschen mit Demenz: Grundlagen und Konzepte für die Praxis. Stuttgart: Thieme.

5. **Simon, M., & Büssing, A. (Hrsg.) (2017).**
   Qualitätsmanagement in der Pflege: Grundlagen, Methoden, Anwendung. Berlin: Springer.

6. **Bartholomeyczik, S. (2017).**
   Evidenzbasierte Pflege: Ein Leitfaden für Praxis und Studium. Bern: Hogrefe.

7. **Diers, D. (2016).**
   Pflegeforschung: Konzepte und Methoden. München: Elsevier.

8. **Hasseler, M., & Wolf-Ostermann, K. (Hrsg.) (2019).**
   Pflegewissenschaft und Pflegeforschung für die Praxis. Stuttgart: Kohlhammer.

9. **Behrens, J., & Langer, G. (2018).**
   Lehrbuch Pflegewissenschaft. Stuttgart: UTB.

10. **Thieme Pflege (Red.) (2021).**
    Pflegestandards nach Expertenstandard: Übersicht und Handlungsanweisungen. Stuttgart: Thieme.

www.ingramcontent.com/pod-product-compliance
Lightning Source LLC
Chambersburg PA
CBHW052336220526
45472CB00001B/451